O SABOR DA RESSIGNIFICAÇÃO

O despertar de um estilo de vida saudável

Patricia Cristina Silva Menegotte

Editora InVerso

R. Doutor Goulin, 1523 Alto da Glória
CEP 80040-280 Curitiba-PR
(41) 3254-1616 e (41) 3558-8001
editorainverso@editorainverso.com.br
www.editorainverso.com.br
Facebook.com/editorainverso
Instagram @editorainverso

COORDENAÇÃO EDITORIAL
Cristina Jones
Editora InVerso

REVISÃO
Jhenyffer Nareski Correia

FOTO DE CAPA
Sunsetone/Pexels

CAPA, PROJETO GRÁFICO, DIAGRAMAÇÃO E ARTE-FINAL
Adriane Baldini

DADOS INTERNACIONAIS DE CATALOGAÇÃO NA PUBLICAÇÃO (CIP)
Mona Youssef Hammoud – CRB/ 9ª 1393

M541o

MENEGOTTE, Patricia Cristina Silva. Redação: ECKERT, Ana Paula.
O sabor da ressignificação: o despertar de um estilo de vida saudável. Curitiba: InVerso, 2020.
126 p. 15 x 21 cm - PTBR

ISBN: 978-65-86436-74-7

1. Ensaio. 2. Superação. 3. Alimentação. 4. Vida saudável.
4. Oncologia. I.Título

CDD.: 331.1

Ensaio: 331.1 Alimentação: 612.3

Dedico este livro a todas as pessoas que passaram pelo câncer, que lutaram ou que ainda lutam, e genuinamente são merecedores da cura e da vitalidade.

À minha família e amigos que compartilham comigo momentos de aprendizado, de crescimento e de sabedoria.

Também às pessoas e aos profissionais da saúde, principalmente nutricionistas, que dedicam seus dias para levar conhecimento e inspirar a prática de uma vida melhor.

Gratidão, primeiramente, a minha amiga, comadre e fiel escudeira, Ana Paula, que embarcou nesta jornada comigo. Sem ela, provavelmente, estas palavras não estariam aqui.

Ao meu esposo, Gilvane, que me apoia incansavelmente e está ao meu lado todos estes anos. Ele, que é o grande incentivador dos meus projetos e de levar minha história a todos, sempre com o olhar para uma vida mais leve, equilibrada e feliz.

Aos meus pais, pela vida e pelo apoio incondicional nesta minha jornada.

As profissionais nutricionistas, Emanuele e Juliana, que aceitaram o meu convite em participar deste livro e representam uma categoria que eu admiro. Estas profissionais, que são humildes, não medem esforços para ajudar outras pessoas e, assim como eu, acreditam em um mundo melhor, um estilo de vida equilibrado e com mais saúde.

PREFÁCIO

Querido/a leitor/a,

Respire fundo... Isso...

Agora, mais uma vez...

Ótimo!

Esse é um bom momento para agradecer pela oportunidade de ler este livro!

Não sei de que maneira ele chegou até você, mas sei que você não será o mesmo quando terminar a leitura.

Acredito que já tenha escutado esta frase: "Crescemos no amor ou na dor", mas o que talvez você não saiba, é que tem nas mãos a oportunidade de crescer no amor por meio do olhar e da vivência da dor de alguém – nesse caso, da autora – que com muita delicadeza, amor e resiliência, revela-nos, por meio da sua escrita, como transformou sua vida a partir do diagnóstico de um câncer.

Aos vinte e sete anos, ela carregou o peso de um diagnóstico tão difícil, teve seus momentos de reflexão, de incertezas, de medos, de tristeza...

E com o passar dos dias, foi se apropriando da doença e da situação vivenciada, acreditando na medicina e numa força superior...

E o que aconteceu foi que ela se despiu de um "peso" e vestiu seu avental. Descobriu na cozinha, no coração de uma casa, o caminho para sua transformação!

Dois anos depois do diagnóstico, iniciou o curso de nutrição, conseguindo juntar toda a teoria de uma boa saúde por meio dos alimentos e se aventurar pelo universo da cozinha.

Nos capítulos seguintes, vamos percorrer um delicioso caminho, passando pelas prateleiras do supermercado, com escolhas conscientes, lista de compras e utensílios essenciais, até chegarmos na geladeira, explorando formas de armazenamento e conservação.

Por fim, encontraremos as panelas, o avental no corpo em frente ao fogão e algumas receitas saborosas e nutritivas!

Pronto!

Acomode-se em um lugar confortável e permita-se viver a sua transformação!

Emanuela Medeiros Shirmer
Nutricionista Oncológica

CAPÍTULO I

A gratidão me fez ser
capaz de superar
os meus limites.

1. COMO CHEGUEI ATÉ AQUI

Antes de compartilhar com vocês exatamente como cheguei até aqui, permitam-me um desabafo. Quando você pensa em escrever um livro, muitos questionamentos passam pela sua cabeça. Alguns deles são: por que vale a pena escrever um livro? Qual contribuição espero dar? Como a minha história e as minhas palavras podem ser úteis para alguém?

Compartilhar a própria história pode ser simples para alguns e heroico para outros. Para mim é desafiador. A verdade é que quando paramos para pensar na nossa história, percebemos quantos detalhes esquecemos ao longo do tempo. Quanta coisa ficou para trás e não conseguimos nos recordar. Situações que vivenciamos (sim, nós estávamos lá o tempo todo) e, simplesmente, deletamos da nossa memória. Não o fato em si, mas os detalhes. Por que isso acontece?

Será por que estamos vivendo sem sentido, fazendo as coisas no piloto automático e nem nos damos conta de que a vida está passando? Ou será por que estamos tão envolvidos vivendo a vida dos outros ou tentando ser quem pensamos que devemos ser e não quem realmente somos? Complexo, não?

O fato é que dificilmente paramos para pensar. Para refletir sobre nós mesmos e a nossa vida. Estamos ocupados demais trabalhando, construindo e conquistando algo que nem sabemos se será útil na nossa velhice. Velhice essa que também não queremos discutir ou falar sobre. Não que a gente tenha que viver o futuro, pois isso certamente nos traria muita ansiedade. Mas já parou para pensar se você, por acaso, viver até aos 100 anos?

Você se vê com 100 anos? Como pretende estar? O que o "você de hoje" faz para garantir que o "você de 100 anos" tenha um mínimo de qualidade de vida? E aqui vai meu primeiro conselho: não espere! Não espere mais para fazer algo por você, para sua vida, para o seu "eu de 100 anos". Não espere algo ruim acontecer. Um acidente, uma doença, uma perda de uma pessoa querida. Mude por você! Faça isso por você!

Mas por que estou escrevendo tudo isso? Porque vivi. Senti na pele. Precisei da dor para me mover, para buscar sentido na vida, para deixar de ser uma pessoa rasa, um indivíduo mais ou menos.

Ano, 2015.

Parece que nada de ruim pode acontecer quando se tem 27 anos, graduação e pós-graduação completas, casamento consolidado, amigos e família por perto, um apartamento aconchegante, um carro na garagem e um trabalho relativamente bom. Assim era minha vida em 2015.

Uma vida boa, mas com um vazio que insistia em se fazer presente. Formada em Secretariado Executivo, nunca atuei na área. Não era minha paixão. O curso de pós-graduação em Marketing e Vendas foi um pouco mais efetivo, pois aproveitei os conhecimentos em meu trabalho durante alguns anos. Mas no fundo, no fundo, nada disso fazia meus olhos brilharem.

Tudo em minha vida sempre foi muito "padrão". Sou de uma família tradicional: pai, mãe, eu. Religião católica, com direito a missa aos domingos. Educação formal na escola da cidade. Sempre fui uma menina comportada, com boas notas na escola, organizada e tímida. Morria de vergonha de levantar a mão e fazer uma pergunta na sala de aula. Costumava ir para casa com a dúvida me acompanhando, mas não perguntava.

Na minha casa, tudo era muito simples, mas nunca passamos por nenhum tipo de necessidade. Meus pais sempre foram regrados, por isso procurávamos manter a casa sempre organizada, de forma que nos sentíssemos bem. Uma casa aconchegante. Eu tinha roupas específicas para sair e para ficar em casa. Nada de usar roupa nova para brincar ou ir para a escola. Roupa nova era só para ocasiões especiais.

A experiência de ser filha única sempre me condicionou a pensar, planejar e sonhar as coisas sozinha. Mesmo com muitos amigos durante toda a minha vida, sempre fui reservada demais. Ouvia muito e acabava vivendo a vida dos outros. Eu mesma ficava no mundo das ideias, pensando coisas para mim ou para minha vida. Sem compartilhar nada com os outros e muitas vezes sem colocar em prática também.

A escolha da minha primeira graduação foi ao menos nesse sentido. Não escolhi Secretariado Executivo porque amava. Ou porque fiz um teste vocacional que me direcionou para isso. Fiz porque era cômodo. O que mais eu poderia escolher, além de um curso que meus pais tivessem condições de pagar e eu ainda pudesse continuar morando com eles? Um absurdo uma filha única sair de casa tão cedo e deixar os pais, certo? Errado. Na verdade, escolhi porque era cômodo, confortável, fácil e padrão. Sim, era padrão sair do Ensino Médio e fazer faculdade, seja lá qual fosse.

Da vida acadêmica para a vida real. Formada, mudei de cidade e fui morar com meu namorado, hoje meu marido. Meu forte nunca foi a rotina e o comodismo. O que me preenchia eram os desafios, projetos, novos conhecimentos e relações que eu estabelecia no ambiente de trabalho. Por isso mesmo, minha dedicação diária era quase exclusiva: 8, 10, 12 ou quantas horas fossem necessárias. Minha rotina: trabalho – casa – casa – trabalho. Final de semana: faxina e um tempinho livre para me jogar no sofá e descansar.

E assim a engrenagem funcionava. Semana após semana, tudo igualzinho. Nada de atividade física e uma alimentação mediana. Cozinhar nunca foi meu ponto forte. Minha alimentação era boa, mas sem consciência sobre o que estava ingerindo. O mais importante sempre foi matar a fome. Tudo certo, até o dia em que meus exames de rotina mostraram algo diferente do que eu estava acostumada a ver e ouvir. Desta vez, não estava tudo certo.

Câncer. Isso mesmo, CÂNCER.

Exames adicionais, novas consultas, opiniões de especialistas e o diagnóstico que ninguém quer ouvir: câncer do colo de útero. "O quê? Como assim? Por que comigo? Eu tenho apenas 27 anos. Não fiz nada de errado, ninguém na minha família teve isso. Deve ser um engano!" Infelizmente, não foi.

Você já se imaginou escutando esse diagnóstico? Seria um pensamento muito negativo, certo. Eu também nunca me imaginei ouvindo isso. Confesso que quando recebi o diagnóstico eu ainda relutei com o médico para iniciar o tratamento. Eu tinha um evento, um projeto da empresa e era minha responsabilidade entregar. Como eu poderia parar tudo para iniciar um tratamento que seria demorado?

Parece brincadeira, mas é verdade. Eu realmente pensei dessa forma e perguntei ao médico se eu poderia esperar para iniciar. Acredito ser uma reação automática de quem se acha jovem demais para ficar doente. Eu me considerava uma pessoa muito saudável e nem mesmo um papel com o diagnóstico claro era o suficiente para me situar no mundo.

Neste momento, meu médico teve um papel fundamental. Ele foi humano. Lembro muito bem das palavras dele ao explicar o passo a passo do tratamento e, principalmente, da fala "se fosse com a minha esposa, eu faria exatamente desta forma". A partir desse instante, eu compreendi o que estava acontecendo. Ele estava se colocando no lugar do meu marido e, o que estava sugerindo, era simplesmente o melhor que poderia ser feito.

O diagnóstico estava correto e eu tinha duas opções claras: 1. enfrentar o tratamento de cabeça erguida ou 2. usar o diagnóstico para me vitimizar, jogar tudo para o alto e aguardar os olhares de pena dos meus amigos, familiares e colegas de trabalho. Na minha visão, apenas uma das opções fazia sentido: enfrentar o tratamento de frente.

A doença invadiu minha vida como um vendaval. De uma hora para outra, vi minha rotina, a rotina de uma vida inteirinha, desfazer-se na minha frente. Como se o mundo tivesse parado, eu também parei. Parei para me situar no mundo, para me curar, para cuidar e me conectar comigo mesma.

É incrível como o sentido e o valor das coisas mudam. O que eu me dedicava horas para fazer, simplesmente parou de fazer sentido. Planilhas e planilhas para preencher, e-mails para responder, faxina e roupa para lavar. Se estava chovendo ou fazia Sol. Se era segunda-feira ou sábado. Naquele momento, vi minha vida inteira resumida em 24 horas. O que eu posso fazer por mim e pelos outros nesta jornada chamada VIDA?

Pela primeira vez, a engrenagem parou. Não havia mais rotina de trabalho. De chegar em casa, tomar um banho correndo e me jogar no sofá. Deixei de lado as faxinas no final de semana. Parei de executar aquela rotina insana como se fosse um robô.

Reuni todas as minhas forças e, determinada, fiz o que tinha que ser feito. A partir de agora, eu teria uma nova rotina: consultas, exames, cirurgias, sessões de quimioterapia e radioterapia. Nesse caminho, conheci profissionais da saúde, que assim merecem ser chamados, pois fazem tudo com amor e dedicação. Também encontrei aqueles que estão cansados, desconectados com os pacientes e que fazem tudo de modo automático. De certa forma, reconheci-me nestes profissionais e percebi que no meu trabalho e na minha vida eu era assim. Fazia tudo de modo automático.

Foram 5 meses de tratamento. Vi muitas pessoas reclamando do atendimento e das circunstâncias. Pessoas se vitimizando para conseguir um lugar na fila ou uma oportunidade de ser atendido antes de todos os outros que estavam na mesma situação. Se tive medo? Se passei por momentos difíceis? Sim, claro. Esses são apenas alguns dos efeitos colaterais do tratamento contra o câncer.

O apoio da família e dos amigos foi essencial, assim como fazer o tratamento de forma correta e com os cuidados indicados. Eu fui determinada para dar certo e as coisas aconteceram de forma natural e abençoada. Mesmo assim eu tive perdas. A impossibilidade de ser mãe aos 27 anos de idade, certamente foi a maior delas.

O que temos a seguir é uma nova Patrícia. A doença mudou meu olhar sobre o mundo e, principalmente, sobre a minha vida. É como se eu pudesse, pela primeira vez, ver minha vida de cima, do alto, do lado de fora. Como se eu estivesse no céu, pude perceber o quanto somos frágeis e pequenos fisicamente perante a imensidão do universo.

Por outro lado, também pude perceber que temos um enorme poder de conexão, pensamento, energia e ação quando somos impulsionados por uma missão maior. Um propósito.

Ao finalizar o tratamento, uma das coisas que estava me "esperando" era o trabalho, o qual tive que deixar rapidamente para me cuidar. Sou muito grata por ocupar aquela função, dentro daquela empresa. As poucas pessoas que sabiam do meu diagnóstico me apoiaram muito nessa ruptura e, graças a isso, pude sair de uma hora para outra sem me preocupar. Pude verdadeiramente pensar em mim e nada mais.

Você já deve ter ouvido isso, mas é nos momentos de fragilidade e de total instabilidade que conhecemos quem são as pessoas verdadeiras e que merecem permanecer em nossas vidas. Foi a partir desse momento que me permiti olhar, avaliar e sentir, de forma sistêmica, como estava de fato a minha vida. A partir disso, passei a refletir sobre os aspectos relevantes e que necessitavam de mais atenção.

Eu não sabia, mas, de forma inconsciente, o que estava fazendo se chama "Roda da Vida", uma ferramenta utilizada para realizar avaliações pessoais. Farei apenas uma breve explicação, mas se você estiver interessado no método, recomendo buscar mais informações na internet. Há vários sites sobre *coaching* que explicam e exemplificam o uso dessa ferramenta.

O método é baseado em uma reflexão sobre as áreas fundamentais da nossa experiência diária, como relacionamento, trabalho, qualidade de vida e outros. Por meio de uma representação gráfica e organizada, o indivíduo consegue visualizar as áreas fundamentais da sua vida, estruturadas na chamada Roda da Vida (que se parece bem com um gráfico pizza). Cada fatia representa uma área fundamental. O número de fatias pode variar conforme o modelo utilizado, mas em geral fica entre oito, dez, doze ou mais categorias.

Instintivamente, eu fiz todas essas reflexões e avaliações após o meu tratamento. É impressionante perceber que quando algo marcante acontece em nossas vidas, despertamos para o que realmente importa. Quem está mais próximo de nós, quais relações nos fortalecem e o que é mais importante. Quais são os bens materiais que eu necessito para viver. O que é essencial e o que é superficial para SER e não TER.

Muitas áreas da nossa vida são negligenciadas pelos padrões de rotina corridos que praticamos. É muito comum deixar alguns setores da vida de lado. Não nos damos conta de que é preciso cuidar bem de todos os setores para alcançar saúde, realização pessoal e uma vida plena e feliz.

É quando paramos de viver no piloto automático, como foi o meu caso, que os questionamentos surgem: como se dá sentido a algo na vida? O que a vida das pessoas com saúde, controladas emocionalmente, conscientes e preparadas para o futuro tem em comum? Será a aceitação da própria vida ou o ato de assumir sua história, amar a si mesmo independente de suas fragilidades? É dar sentido a pensamentos, hábitos e sentimentos?

O que realmente importa para viver de forma saudável e bem?

Seria mais simples dizer que é apenas comer comida saudável e praticar atividade física. Isso é muito importante, lógico, mas, infelizmente ou felizmente, nosso corpo e mente são muito mais complexos do que isso. Viver intensamente e de forma saudável não é uma receita de bolo ou algo que podemos colocar no piloto automático. Viver intensamente é uma constância. Algo que precisamos nos dedicar diariamente.

Após o meu tratamento eu adotei novos hábitos (falarei mais sobre esse assunto mais adiante). Um deles – que me trouxe grande satisfação, entusiasmo e muito conhecimento – foi a leitura. Tenho feito descobertas incríveis por meio dos livros. Não sei se você já ouviu falar na professora e pesquisadora Brené Brown, mas o que posso dizer é que vale super a pena. Tanto o livro "A arte da imperfeição", quanto o documentário disponível na Netflix "The call to courage" ou "O chamado à coragem", como seria a tradução em português, são fantásticos.

Brené Brown abre nossos olhos para uma série de questionamentos sobre a vida, como nos comportamos diante dos padrões sociais, o medo que sentimos em relação à vulnerabilidade e até mesmo a nos sentirmos alegres. Há duas décadas ela estuda temas como coragem, vulnerabilidade, vergonha e empatia.

O fato é que após o meu trauma, passei a fazer diversos questionamentos sobre aceitação. Aceitar quem eu sou e como eu sou. Assim como Brené Brown coloca em seu livro, passei a me perguntar: o que é preciso para viver e amar a nós mesmos? Como cultivar um sentimento de leveza e autocompaixão? Como viver?

A resposta está na tríade: coragem, compaixão e conexão + uma dose diária de prática. Isso mesmo. Uma vida plena exige constância. Não é algo para ser feito de uma vez só ou uma única vez.

Parece fácil, mas você parou para pensar quanto conhecimento, ferramentas e informação a tecnologia e a ciência nos proporcionam? Podemos mudar o mundo. Nunca tivemos tanto e, ao mesmo tempo, tão pouco. Por quê? Porque estamos paralisados. Estamos sofrendo pelo excesso de informação, pela ansiedade de nos adequarmos, por viver a vida dos outros e por não sermos nós mesmos.

Estamos acostumados a dar desculpas para tudo e a postergar as coisas sempre. "Quando eu fizer tal coisa", "se eu comprar tal coisa", "se eu ganhar tal coisa", "quando fulano fizer tal coisa". Mas e se não tivermos a oportunidade de viver os "ses" e os "quandos"? O mesmo vale para "um dia vou emagrecer", "um dia ainda vou comer saudável", "um dia trabalharei menos", "um dia farei uma viagem bacana", "um dia destinarei mais tempo para minha família".

O que nos falta? Não sabemos como fazer as coisas ou não queremos fazer? Estamos acostumados com um padrão e, muitas vezes, uma rotina pesada e cansativa. Nunca nos questionamos o porquê estamos fazendo algo. Entramos no piloto automático ainda na infância e permanecemos nele durante a adolescência e a vida adulta, quando construímos nossa própria família.

Penso que, por diversas vezes, perdemos a oportunidade de sermos melhores, de fazer algo que gostamos ou de desejar algo porque temos receio de mostrar aos outros o que realmente somos, o que queremos de verdade. Que projetos não traçamos por uma paralisia que nem sabemos conceituar? Medo, vergonha, preguiça?

O câncer me tornou mais cautelosa, dedicada à vida e à saúde. Eu renasci como pessoa. Desenvolvi novas atitudes, olhares, pensamentos e a consciência de que realmente nada acontece por acaso em nossas vidas. Durante os últimos anos, muitas pessoas me perguntaram o que fiz para superar, aceitar e lutar a partir dessa nova situação. Quando você sabe que alguém jovem não pode ter filhos, como você se sente? O padrão da sociedade é ter filhos. O que acontece quando alguém não se enquadra?

Confesso que muitas vezes fico sem palavras para explicar o que realmente importou, fez sentido e me conduziu até hoje. Algumas coisas são comportamentais. Questão de personalidade mesmo. Outras a ciência explica. O que posso falar com propriedade é que tive algo maior ao meu lado, superior a mim mesma. Isso me deu coragem, força e guiou minhas atitudes. É difícil nomear. Para alguns pode ser religião, espiritualidade, fé, esperança. Não sei. Prefiro acreditar que é uma energia, um sentimento, uma voz interior que me move a fazer o que tem que ser feito, entender o que acontece e lutar pelo que virá pela frente.

A prática desta energia é celebrar o momento presente e reconhecer que todos estamos conectados por essa força maior. Tudo isso traz para a nossa vida um sentido e um propósito. Durante o meu recomeço, aprendi que o remédio mais eficaz e significativo para a mente e o corpo era fortalecer essa energia boa dentro de mim e simplesmente AGRADECER.

Durante o meu tratamento, eu agradeci muito. Os lugares, as pessoas que me atendiam, a oportunidade de fazer exames, ter acesso a um hospital, equipamentos e um tratamento específico. Eu tinha todo o tempo do mundo para cuidar de mim. Não era justo reclamar e tornar esse período ainda mais cansativo e estressante. Tudo isso tornou meu momento mais ameno e, o melhor, essa atitude ficou nos meus dias.

Passei a olhar as coisas simples da vida com outros olhos, contemplar e agradecer. A natureza, o pôr do sol (que eu amo), a sabedoria, a intuição, as oportunidades que o universo concede, a família, os amigos e os bens materiais (por que não?). Aprendi que o que temos é muito para viver.

Foi assim que mudei radicalmente meu estilo de vida. Hoje, identifico tudo o que acontece comigo. Nada mais passa batido. Observo se me sinto ansiosa, se estou dormindo bem, se sinto dor, se entrei em uma rotina viciante ou estou no piloto automático, se estou me relacionando com pessoas que amo, se estou fazendo o que me dá prazer e saúde. Agradeço pelo meu dia, pela vida e pelas oportunidades.

Atividade física não é mais sinônimo de ir para a academia ou fazer pilates. É uma questão de mobilidade, de saúde. Nosso corpo foi feito para isso e para ter saúde temos que fazer a nossa parte. Mas também é preciso sentir prazer no processo. Não faço a atividade física que está "na moda", que está em alta. Faço o que sinto vontade. Pode ser uma caminhada, um passeio de bicicleta ou uma corrida no parque. O importante é manter constância. Se gosta de academia, pilates ou crossfit, faça. Mas faça por prazer, não porque todo mundo faz.

A alimentação é outro ponto forte da vida saudável. Hoje, eu compro e como com consciência e sem remorsos. Não simplesmente para matar a fome. Comer consciente é saber o quê e o quanto de cada grupo alimentar ou alimento é necessário para a manutenção da nossa saúde. Basicamente, entender o que seria a dose entre o remédio e o veneno. Retomarei esse tema mais adiante.

E o sono? Bem, eu sempre tive um sono de qualidade, mas agora, com uma dose de observação diária, consigo perceber quando não está tão adequado ou quando acordo cansada mesmo depois de uma noite de sono. Algumas boas práticas são: dormir e acordar no mesmo horário, fazer a última refeição do dia o mais cedo possível e dormir somente 2 a 3 horas após a última refeição, fazer uma leitura antes de dormir e optar por ambientes mais calmos, sem eletrônicos. Tenho cuidado muito dessa rotina e percebi melhoras significativas em relação ao sono e também à minha digestão.

Para fechar, acredito que autopercepção é tudo. Até desenvolvi uma metodologia relacionada a isso. Ela se chama RASA – Reconhecer, Analisar, Sentir e Agir. Percebi que para superar desafios, conquistar uma vida mais tranquila, mudar o foco das preocupações e viver é preciso:

- **RECONHECER** = que somos os únicos responsáveis por tudo o que acontece em nossas vidas. Precisamos reconhecer os gatilhos que disparamos.

- **ANALISAR** = o que acontece em nossa vida, em nossos dias, os pensamentos que temos e a rotina que seguimos.

- **SENTIR** = o que faz sentido para nós, para o nosso corpo, para a nossa saúde e sermos gratos por tudo. Se faz sentir, faz sentido. O que nos move para um corpo mais saudável, uma vida com sentido e felicidade.

- **AGIR** = parar de ver o mundo passar, de ser plateia. Tornar-se protagonista da própria vida e das escolhas.

Mas por que estou falando tudo isso? Por que simplesmente não passo logo as orientações para uma alimentação mais saudável e pronto? Porque, hoje, você encontra muita informação em vários lugares. Se não parar para se autoavaliar e se autoperceber, nenhum conteúdo, orientação ou sugestão fará com que você se mova em direção a uma vida mais saudável.

Pare uns minutinhos e aplique a metodologia RASA. Reconheça suas responsabilidades, analise o que acontece em sua vida, busque o que faz sentido e depois sim, você estará pronto para agir e colocar em prática tudo o que vou ensinar para você nesse livro. Preparado?

2. ENFRENTANDO O "BICHO-PAPÃO"

Qual cômodo da casa você mais gosta? E o que menos gosta? Há 5 ou 6 anos, eu facilmente responderia: "Adoro a sala, a TV e uma vida sossegada jogada no sofá da sala. Não gosto de cozinhar e detesto a lavanderia (mulheres entenderão!)". A minha motivação na cozinha era praticamente zero.

Minha mãe nunca gostou muito de cozinhar. Eu, menos ainda. Não era uma pessoa curiosa em conhecer os alimentos, fazer as preparações ou ver as pessoas cozinhando. Nunca me senti estimulada ou inspirada. O que eu gostava mesmo era comer, principalmente doces. Um olho na refeição e outro na sobremesa (sinceramente, acho que, nesse ponto, em particular não mudei muito).

Quando você mora com os pais, isso não é exatamente um problema. Minha mãe cozinhava e fazia exatamente o que eu gostava de comer. Eu não experimentava coisas novas e recusava qualquer tipo de tempero. Era sempre o básico para tudo. Frutas, legumes e preparações.

Laranja, mexerica/bergamota, melancia, abacaxi, morango, mamão, banana e maçã. Alface, repolho, tomate (nem sempre), cenoura cozida e pepino. Feijão, arroz, um tipo de carne e zero temperos, nem mesmo cebola e massa sem molhos. Essas eram minhas escolhas, era o que eu "gostava" de comer.

Porém, um dia a gente sai da casa dos pais. Quando casei, lembro que recorri ao Google para pesquisar como cozinhar feijão. Minha mãe também passou algumas orientações básicas, pois eu sabia que deveria me alimentar com o mínimo que considerava saudável.

Não tinha mais a mãe para cozinhar para mim e comer no restaurante da empresa era uma tarefa difícil para uma pessoa um pouco "enjoada" como eu. As preparações não pareciam apetitosas e eu não "gostava" de quase nada. Havia chegado o momento de enfrentar o "Bicho Papão" e me desafiar na cozinha.

Quer saber a verdade? Não enfrentei nada. Simplesmente repliquei o que minha mãe fazia e com pouquíssimo interesse. Montei minha cozinha de qualquer jeito. Fui a uma loja de departamentos e comprei o que julgava ser o necessário. Utensílios básicos, repetidos, pouco ou nada usáveis, descombinando tudo com tudo. Também escolhi forno, micro-ondas, fogão e geladeira, ou seja, o básico para sobrevivência.

E, assim, eu replicava para tudo. Para as compras do mês e para o que considerava organização. Eu sempre fui organizada e fazia as coisas com certo planejamento, mas confesso que ao lembrar da minha antiga cozinha, observo que era uma organização mascarada. As gavetas estavam sempre cheias de coisas "jogadas", utensílios repetidos e objetos que eu não usava.

As compras chegavam do supermercado e eu acomodava tudo nos armários e na geladeira. Sem um cuidado extra, uma higienização, uma preparação. Sem contar o freezer. Gelo e as coisas que vinham da casa dos meus pais (quem vive próximo da casa dos pais ou casou a pouco tempo sabe do que estou falando).

Eu gostava de ir ao supermercado e passear entre as prateleiras para conhecer novos produtos. O café da manhã sempre foi a refeição mais prazerosa. Mas vocês acham que eu aproveitava esses momentos? Que eu fazia algo diferente? Lógico que não. Era sempre tudo igualzinho. Minha lista de compras nunca mudava e meu ritual de café da manhã também não.

Como um robozinho, eu fazia sempre tudo igual. Dificilmente arriscava preparar algo diferente. Quando tentava, logo percebia que não tinha os utensílios necessários, a assadeira, a travessa ou o eletrodoméstico necessário. Minha inspiração descia pelo ralo e, em pouco tempo, eu já estava "cansada" da cozinha.

Minha motivação só voltava quando focava em outro assunto. Decorar a casa era muito mais atrativo do que cozinhar. Assim, eu planejava pintar paredes, comprar tapetes, objetos de decoração ou qualquer outra coisa. Mas nunca havia espaço para uma lista de itens para cozinha.

Se não foi por vontade própria, foi por necessidade.

Acredito muito que as pessoas mudam por dois motivos na vida: 1. QUERER ou 2. PRECISAR. Quando a pessoa muda por vontade própria é porque algo despertou dentro dela. A consciência, o amadurecimento ou a ação para algo novo. O "querer" uma rotina feliz e saudável. Quando a pessoa não quer, mas precisa mudar, o que a impulsiona, na maioria das vezes, é a dor.

Eu mudei pela dor. Algo externo que veio como uma avalanche e me mostrou que não era possível esperar. Algo que me deu o caminho das pedras e eu tive que trilhar, arriscar em um mundo desconhecido e construir uma vida melhor. Uma vida mais consciente, menos automática e com mais saúde.

Essa ruptura mudou totalmente minha relação com a cozinha. A pequena motivação que eu tive quando casei não se compara ao que sinto hoje. O grande despertar foi em função da doença e das orientações que recebi para cuidar da minha alimentação durante o tratamento.

O escritor norte-americano Stephen R. Covey afirma que apenas uma pequena parte do que acontece em nossas vidas depende das circunstâncias. Para ele, nós é quem decidimos o que irá acontecer conosco. Assim surgiu "o princípio do 90/10". O autor explica que 10% das coisas que acontecem em nossas vidas não podem ser controladas por nós. Não podemos evitar que um celular quebre, influenciar o horário do nosso voo ou controlar o vermelho do semáforo.

Porém, podemos controlar a nossa reação a esses eventos. E aí que estão os outros 90%. É o resultado de como nos comportamos em um momento de estresse, desencadeado por uma situação que não podemos controlar.

Baseado nesse princípio, percebi que não poderia mudar o diagnóstico da minha doença, os 10%. Não poderia voltar no tempo ou sair correndo e fingir que nada aconteceu. Mas poderia encontrar benefícios ocultos, força e sabedoria nos outros 90% e tirar algum proveito ou aprendizado com a dor.

Stephen R. Covey explica que 90% é foco na solução. Quando focamos, conseguimos perceber como podemos melhorar e fazer as coisas acontecerem. É aquela velha história de focar na parte cheia do copo e não na parte vazia. A parte vazia do copo não te ensina como preenchê-la.

Logo, meu foco precisava ser no enfrentamento de uma doença que é temida até pelo nome. Eu precisava focar nos acertos, na cura e na confiança de um tratamento eficiente. Não deveria focar nos erros, medos e fragilidades que a situação trazia. A ideia era melhorar a situação partindo do pior.

Ouço muitas pessoas dizendo "viva o hoje como se não houvesse amanhã". Mas quem de fato aplica isso? Quem aplica é quem perdeu algo, ou alguém, ou está passando por um momento realmente difícil na vida. Pessoas assim estão mais sujeitas a este tipo de reflexão. Cada dia é uma vida nova para construir. O ontem é passado, não retorna mais. O presente é nosso futuro.

Num instante de reflexão, percebi que a vida é curta demais para não ser aproveitada, inclusive quando estamos fazendo algo que dói, como um tratamento ou resolvendo problemas. O que eu precisava era mudar o foco, a minha atitude em adotar um estilo de vida mais saudável e agradável.

Eu sei que parecem apenas teorias inspiradoras e frases motivacionais, mas não. Isso é vida real. Nós temos uma capacidade grandiosa de criar, projetar, perceber e mudar a nossa vida. Tudo depende unicamente de nós mesmos, do nosso "querer" e do quanto estamos dispostos a fazer isso.

Segundo um autor que eu gosto muito, chamado Flávio Augusto, "pior cegueira é aquela resultante da falta de vontade de enxergar". E aí vai uma pequena provocação. No princípio de sermos pessoas melhores pelo amor, pelo "querer", como está o seu foco? Você foca nos 90% ou nos 10% do que acontece em sua vida?

Hoje, minha relação com a cozinha tem sido um relacionamento novo, um namoro constante. Tudo isso me levou para dentro da Universidade, cursar uma nova graduação e buscar dentro de mim as minhas vontades, habilidades e motivações para continuar.

Quando cito "relação", é porque vejo como um relacionamento de seres humanos mesmo. Conhecer o parceiro, apaixonar-se, cuidar, zelar e construir uma conexão sadia e próspera. Tudo tem que ter um propósito e um sentido para permanecer, para continuar nesse relacionamento.

Com toda essa reviravolta entendi que a cozinha não era apenas mais um cômodo da casa, mas sim um local onde eu poderia manter a minha saúde e mudar minha percepção de vida. A partir disso, eu realmente enfrentei meus medos e o "Bicho Papão" que a cozinha representava para mim.

3. COMECE, APENAS COMECE

Quem aí já torceu o nariz quando alguém comentou que vai para a cozinha para desestressar? Que cozinhar é uma terapia? Isso para mim era uma piada. Não fazia nenhum sentido. Eu não queria passar nem perto da cozinha. Não tinha motivação nenhuma em aprender, testar ou experimentar.

Por outro lado, você já se perguntou: por que você não cozinha?

Isso tem a ver com: HÁBITO. Algumas pessoas desenvolvem e mantêm o hábito de cozinhar, enquanto outras não. Muitos acreditam em dom, mas eu acredito em prática. Como andar de bicicleta ou dirigir. É natural que alguns tenham mais habilidade e facilidade que outros, mas de qualquer forma, seu desempenho melhora quando você pratica. E todos conseguem aprender e fazer isso. TODOS.

Quando há uma ruptura na vida, os hábitos são modificados. Se você olhar isoladamente, aquelas mudanças parecem não ter muita importância. Com o tempo, elas ficam mais claras. Você percebe. Quem está ao seu redor percebe. E tudo isso se transforma em um enorme impacto na saúde; na produtividade; na estabilidade emocional, espiritual, financeira e na felicidade.

Por isso, aconselho: **comece, apenas comece.**

Sim, é desafiador. Eu posso citar uma lista de desafios que nos afastam da cozinha e do ato de cozinhar.

1. **Compras.** Conheço várias pessoas que detestam ir ao supermercado. É chato, é demorado, precisa ir em mais de um lugar para encontrar determinados ingredientes e por aí vai...

2. **Erro nas receitas.** Existe frustração maior? Você se dedica, investe tempo, dinheiro, suja a cozinha toda e não pode consumir o produto final.

3. **Cansaço.** Depois de um longo dia de trabalho, tem certeza que a cozinha é melhor do que a sala para ficar? Concordo que isso é um real desafio nos dias de hoje, principalmente para as mulheres. Roupa, casa, filhos, trabalho fora e ainda comida? Não é nem um pouco motivador.

4. **Desperdício de comida.** Quantas vezes você já jogou comida fora? Comida que sobrou porque ficou ruim ou porque errou na medida? Ou até mesmo aqueles ingredientes que comprou para alguma receita, esqueceu na geladeira, não sabe mais como usar e acabou estragando?

5. **Caro, trabalhoso e difícil cozinhar para uma pessoa.** Esse é um pensamento típico de quem mora sozinho ou casais em que um almoça fora ou viaja com frequência.

6. **Falta de utensílios ou equipamentos adequados.**

7. **Sujeira.** Pia cheia de louça, fogão, forno e chão sujos, geladeira explodindo, entre outras coisas.

8. **Tempo escasso.** Demora mais para cozinhar do que para comer.

9. **Falta de criatividade.** É chato comer a mesma comida todos os dias e difícil ser criativo na cozinha.

10. Torneira vazando.

11. As panelas ficam velhas e feias.

12. E, por último, mas não menos importante: cozinhar não é divertido. Finais de semana são feitos para se divertir, viajar e não ficar na cozinha.

Esses são apenas alguns dos desafios que a cozinha nos apresenta. Certamente, cada um de vocês já tem uma lista com vários outros pontos que poderiam ser acrescentados aqui. Mas o fato é que, você já tentou resolver algum destes desafios? Resolver no sentido de pensar diferente.

Eu, por exemplo, enfrentei vários desses desafios há alguns anos. Houve um período que eu não tinha tempo para cozinhar. Hoje percebo que era falta de planejamento e não tempo. Fazia as receitas, mas não davam certo. Lógico! Eu não planejava, não separava os utensílios necessários e nem os ingredientes. Mal acabava de ler a receita e já estava fazendo. A chance de dar errado era muito grande.

Você tem que saber para onde quer ir, para poder planejar e depois comprar o que precisa. Não é assim quando vamos viajar? Quando a TV da sua sala para de funcionar, o que você faz? Compra uma nova, envia para o conserto, enfim... alguma coisa você faz, certo? Na cozinha é a mesma coisa. Temos que deixar tudo funcionando, em condições de uso e de acordo com a nossa realidade.

Mais uma vez, pense no que faz sentido para você. Não é sobre ter uma cozinha repleta de utensílios e eletrodomésticos caros e da melhor marca. É sobre saber o que faz sentido para sua realidade, compreender o que usa e investir naquilo. Se você gosta de fazer assados, invista em um bom forno, assadeiras e travessas. Se prefere doces, compre os utensílios necessários para as preparações. Se prefere marmitas para levar ao trabalho, sugiro bons potes para armazenar as preparações. Gosta de sucos e vitaminas, que tal um bom liquidificador?

São coisas simples, mas que não prestamos atenção quando estamos ocupados demais sofrendo e reclamando porque as coisas não deram certo.

Há pouco tempo despertei para o consumo consciente. Já comprei mais do que precisava. As coisas ficavam na geladeira e quando eu percebia estava tudo estragado. Resultado: dinheiro fora, comida fora e muita frustração. Li uma frase nas redes sociais que me fez acordar em relação a isso. "Fome pode ser alimentada com a dieta do desperdício" (@fer.organizer). Podemos alimentar muita gente com a comida que jogamos fora. Já pensou nisso?

Outro ponto que me deparei nesta jornada foi o fato de que cozinhar para uma pessoa é desestimulador. Meu marido trabalha fora, almoça na empresa todos os dias e eu acabo fazendo essa refeição sozinha. Por um tempo, quando ele estava em casa, eu me sentia motivada porque teríamos uma refeição juntos. Eu fazia um prato completo, com todos os grupos alimentares.

Porém, quando estava sozinha, eu me sabotava. Comia qualquer coisa que tinha na geladeira. Não me planejava e não fazia uma refeição adequada. Foi quando parei e pensei: por que faço tudo certinho quando estou acompanhada, mas não faço para mim, quando estou sozinha?

O Guia Alimentar para a População Brasileira, uma publicação do Ministério da Saúde, explica porque é importante comer em companhia e até mesmo sugere que façamos isso. De acordo com a publicação, somos seres sociais e por isso "o hábito de comer em companhia está impregnado em nossa história, (...). Compartilhar o comer e as atividades envolvidas nesse ato é um modo simples e profundo de criar e desenvolver relações entre pessoas. Desta forma, comer é parte natural da vida social".

E realmente é. Se pararmos para pensar, quantas discussões e assuntos tratamos durante o almoço? Seja em família, em casais, entre amigos ou colegas de trabalho. O quanto a comida nos aproxima e nos dá prazer em eventos, em festas e em comemorações? Enfim, a companhia para comer é realmente muito importante, mas não é por isso que você deve se alimentar mal quando estiver sozinho.

Aos poucos fui desmistificando alguns mitos da minha cabeça, porque entendi a importância de dominar a cozinha e compreender o básico para cuidar da minha saúde. Afinal, "que seu remédio seja seu alimento, e que seu alimento seja seu remédio", citação de Hipócrates, considerado o "pai da medicina".

Aos poucos, compreendo o que é essencial para mim. Busco conhecimentos sobre o tema em blogs, livros e vídeos, além de inspirações nas redes sociais. Vou planejando minha rotina e meu espaço para a preparação de alimentos. Entenda que você não precisa fazer tudo de uma única vez. Pode inserir novos alimentos e práticas aos poucos no seu dia a dia.

Finalmente, fiz as pazes com meu inimigo oculto. Afinal, eu não o conhecia direito e compreendi que na vida temos que conhecer as coisas, tentar e depois dizer se realmente queremos algo ou não. Como dizer que não consegue ou que não sabe, sem nem ao menos tentar? Isso ficou gravado na minha cabeça, pois não comia quase nada quando criança, adolescente e mesmo na fase adulta. Eu simplesmente me recusava a provar e testar antes, para depois julgar se fazia sentido para minha vida ou não.

Eu sei que é tentador entrar no supermercado e ver muitas comidas congeladas prontinhas para consumo. É só aquecer e servir. Mais tentador ainda é ter um aplicativo no celular, com uma infinidade de pratos e lanches prontinhos para que você possa escolher e, poucos cliques depois, receber uma refeição quentinha no conforto do seu lar.

Mesmo assim, eu quero te dar bons motivos para cozinhar, assim como conselhos valiosos para saber por onde começar.

Por que eu devo cozinhar?

1. Para economizar dinheiro.

2. Ter conhecimento sobre a procedência dos alimentos que está preparando e ingerindo.

3. Criar suas próprias combinações.

4. Não depender de outras pessoas.

5. Agradar alguém com uma refeição saborosa.

6. Não sentir um "vazio" quando a fome chegar e não tiver nada pronto na geladeira.

7. Comer melhor.

8. Levar uma marmita saborosa e saudável para o trabalho.

9. Reduzir o consumo de alimentos e preparações não saudáveis no seu dia a dia.

10. Trocar "figurinhas" com outras pessoas sobre receitas.

11. Fazer a sobremesa dos sonhos.

12. Livrar-se de comentários do tipo: "como você não sabe fazer isso?".

13. Evitar desperdício.

14. Sentir orgulho ao terminar uma preparação.

15. Alimentar o corpo e cuidar da sua saúde.

Quando comecei a entender o que eu precisava fazer para mudar minha forma de pensar, percebi que era necessária uma reeducação de vida, principalmente na questão alimentar. Virar a chave gerou curiosidade em conhecer como eram feitas as preparações culinárias, como ler o rótulo dos alimentos, o que tem dentro de cada produto. Conhecer as texturas e sabores, novos preparos e possíveis substituições. Tudo parece muito simples, mas foram anos de transformação, amadurecimento e consciência.

Quer saber como começar?

Pense simples. Comece pelo básico. Você não precisa ser um cozinheiro profissional nesse momento. Eu não sou, mas digo por experiência própria que você precisa saber o básico para se virar e não depender tanto de terceiros. Comer é uma necessidade básica do ser humano e é nossa responsabilidade ser livre para fazer escolhas do que comer no dia a dia.

Cozinhar não é um dom. É algo que pode ser aprendido. Busque conhecimento, teste e aplique. Nós temos muito acesso à informação. Consuma o conteúdo disponível na internet, cadastre-se em sites para receber informações, acompanhe profissionais nas redes sociais. Eu busquei muita informação (e ainda busco), receitas e materiais que pudessem me orientar e agregar na minha rotina.

Você precisa perder o medo. Quebrar as barreiras desse mundo desconhecido.

Além disso, siga as receitas, faça o passo a passo, arrume tudo antes de começar a fazer algo na cozinha, tenha os utensílios básicos, faça um curso de culinária se puder e pratique. Cozinhe para familiares, amigos, namorado ou para você mesmo.

Você só vai se aperfeiçoar com a prática. Por isso, comece, apenas comece.

4. DESCOBRINDO O SABOR DA SAÚDE

Muitos me perguntam como eu passei a comer melhor. Nos últimos anos, tenho inserido diversos grupos alimentares em minhas refeições. Hortaliças, temperos, especiarias, preparações diferentes, enfim, novos sabores.

Qual é o segredo? A consciência sobre a necessidade de amadurecimento e formação do PALADAR. Na definição trazida pelo Dicionário Houaiss

(2009) a palavra "gosto" é inicialmente apresentada como sinônimo de "paladar". É o sentido pelo qual se distinguem os sabores. Quando eu como um chocolate, eu sinto o sabor do chocolate. Quando eu como um abacaxi, eu sinto o sabor do abacaxi e assim por diante.

O paladar humano pode diferenciar cinco qualidades gustativas elementares: doce, salgado, azedo, amargo e umami. Ele é o principal sentido no ato de comer e, por isso, influencia diretamente no nosso comportamento alimentar.

A grande maioria dos hábitos alimentares que mantemos na vida adulta é consequência da formação do paladar que tivemos na infância. Nós passamos anos comendo o que aprendemos a gostar quando criança, mesmo conscientes de que, muitas vezes, não se trata de uma boa escolha.

Como mudar isso?

A resposta para o que aconteceu comigo é simples e explicada pela ciência. Você pode transformar o seu paladar a qualquer momento. Basta querer! Não é maravilhoso? Podemos treinar nosso cérebro para gostar de certos alimentos, comendo-os com frequência e alterando as preparações.

Nós cultivamos lembranças, marcas da nossa infância. Cada um desenvolve preferências pessoais ao longo do tempo, de acordo com seus hábitos, cultura, memória e contexto de vida. Logo, a construção do paladar envolve todos os nossos sentidos: olfato, paladar, audição, tato e visão.

Contudo, para aprender a comer de tudo e mudar nossos hábitos alimentares, o mais importante é não desistir. É saber que demora algum tempo até o paladar mudar e aceitar novos alimentos.

Pensando nisso, tenho 7 sugestões para te encorajar nesse processo de mudança:

1. Persista

É preciso insistir. Não será na primeira, nem na segunda e, provavelmente, nem na terceira tentativa que você vai degustar com prazer aquele alimento que nunca comeu antes na vida. As evidências mostram que são necessárias de 10 a 15 tentativas para que o paladar se habitue e deixe de lado a aversão a determinado alimento. Por isso, não desista! Tente em dias e horários diferentes, com ou sem companhia, e assim por diante.

2. Procure variar

Sim, você precisa variar as receitas, o modo de preparo dos alimentos. É importante combinar temperos e acompanhamentos para alterar o sabor e aumentar as chances de agradar o paladar. Isso aconteceu comigo. Eu sempre detestei abobrinha, por exemplo. Não gostava da consistência "aguada" e amolecida. Então passei a fazer preparações diferentes para treinar meu paladar e me acostumar com o sabor. Uma maneira que encontrei foi empanar as rodelas de abobrinha e assar, deixando-as mais crocantes. Outra alternativa foi cortar em palitos e assar no forno com outros legumes. Aos poucos, comecei a sentir o sabor das preparações com abobrinha e passei a comê-la de qualquer forma.

3. Não exagere na quantidade

Se você está experimentando algo pela primeira vez, é natural que comece aos poucos. Não precisa fazer grandes preparações. Consuma os novos alimentos em pequenas quantidades, adicione a outras preparações ou até mesmo ao suco, no caso de folhas, caules, frutas ou legumes.

4. Faça combinações

Combine o alimento que tem aversão com alimentos que gosta. O alimento que você gosta irá ajudar a aceitar o novo, a nova preparação. Se não gosta de pepino, não precisa comer um pepino inteiro, puro, na salada. Corte em fatias finas, misture com outros alimentos que gosta, acrescente um molho, temperos ou sementes.

5. Capriche no visual

É lógico que o visual importa! Uma preparação com boa aparência estimula a vontade de comer. Fazer pratos coloridos ou quem sabe adicionar um molho diferente, com certeza irá melhorar a palatabilidade e o sabor de suas preparações.

6. Aproveite as ervas

Além de "comer com os olhos", nosso paladar também é estimulado pelo olfato. Quem nunca sentiu o cheiro delicioso de um tempero ou erva fresca e ficou com vontade de comer ou beber algo? Agrade o seu olfato ao adicionar ervas e temperos em suas receitas.

7. Estabeleça limites para o açucar e a gordura

É muito fácil gostar de alimentos ricos em açúcar e gordura. O problema é que nosso paladar vicia facilmente e passa a rejeitar novos sabores. Quantas pessoas você conhece que não conseguem degustar um café sem acrescentar açúcar ou adoçante? Se não conseguem beber o café sem açúcar, também não conseguem sentir o verdadeiro sabor do café. Gostam mesmo é do açúcar.

Eu não disse que seria fácil, mas sim, possível. Você pode reeducar seu paladar e trazer mais saúde para os seus dias e para sua vida.

SAÚDE. Todos os meus esforços estão concentrados em trazer saúde para os meus e para os seus dias. Por isso, gostaria de abrir um parênteses aqui. A alimentação certamente é um pilar muito importante, mas gostaria que você entendesse que não se trata somente disso.

Insisto que as mudanças e novos hábitos devem ser inseridos aos poucos porque não é saudável radicalizar. O conceito de saúde, definido pela Organização Mundial da Saúde (OMS) em 1947, nos traz que "saúde é um estado de completo bem-estar físico, mental e social e não apenas a ausência de doença ou enfermidade."

Então pense, o que te traz saúde?

Para mim, é viver a vida de forma leve, tendo consciência das minhas escolhas e sempre, sempre, prestando atenção no meu corpo e na minha mente.

Saúde para mim é fazer o possível para estar em pleno bem-estar físico, mental e social, e não apenas não estar doente. Curtir cada minuto do dia. Aproveitar e agradecer por tudo que temos, somos e/ou iremos ter. Acordar de manhã com aquela sensação de que temos a oportunidade de mais um dia para criar e não reclamando porque é segunda-feira ou motivado porque é sexta.

Mas por que estou abordando esse assunto agora? Porque faz todo o sentido. Não quero que se torne escravo do seu paladar. Não quero que se sinta obrigado a mudar e também não estou dizendo que você não pode comer uma fatia de bolo de chocolate quando sentir vontade. Isso também é saúde, pois se trata de prazer, de felicidade, de bem-estar. Só não pode ser todo dia, claro.

A minha desconexão já me custou muito caro e não quero mais passar por isso. Nossa mente é muito poderosa. Ela pode nos fazer adoecer ou nos curar.

Viver a vida como se fosse o último dia pode parecer muito clichê, mas você já pensou genuinamente sobre o que você faria hoje se não houvesse a oportunidade de um novo amanhecer?

Ser saudável vai muito além de comer bem. É ter um sono reparador, praticar uma atividade física que gosta. É passear, visitar ou encontrar com alguém apenas para jogar conversa fora. É viajar, programar encontros e festas, ou estudar com pessoas especiais e com certeza comer aquilo que nos conforta. É descobrir o sabor da comida, da saúde, da vida.

Pense nisso!

5. O QUE É MESMO A COZINHA PARA VOCÊ?

Quando criança, minha escola do ensino fundamental realizou um concurso sobre reciclagem. A frase mais criativa seria escolhida para estampar as camisetas e todos os materiais de uma campanha sobre o tema. Apesar de tímida, decidi participar. Pasmem! Minha frase foi escolhida.

Eu fiquei toda feliz e orgulhosa pela minha conquista. A frase era: "Reciclar é um ato de amor ao meio ambiente".

Hoje, relembrando esse momento, percebo que escrevi esta frase, pois ela fazia sentido para mim. E isso está tatuado na minha pele: "se faz sentir, faz sentido". Na verdade, a frase sobre a reciclagem ainda faz sentido para mim e talvez sempre fará.

Um ato de amor. Todas as transformações e o olhar diferente que desenvolvi sobre as coisas partiram de um trauma da minha vida. Por isso, eu proponho que cada um de nós tenha um olhar sobre sua própria vida, seu corpo e sua casa como se estivéssemos aqui de passagem. Como se fôssemos apenas visitantes.

Eu não sei o que a cozinha significa para você, mas espero que até aqui eu tenha despertado pelo menos um sentimento de afeto em relação a esse cômodo.

Sabe aquela sensação de endorfina que você sente logo após praticar uma atividade física? Aquela sensação de conforto e bem-estar? Eu sentia isso quando me jogava no sofá logo após uma refeição, com a barriga cheia. Mas quem não sente?

Não quero te tirar esse prazer. Apenas quero que você tenha essa mesma sensação ao preparar uma refeição. Após me confrontar com a cozinha, percebi que devemos nos apaixonar mesmo é pelo processo e não apenas pelo resultado final.

É muito mais prazeroso quando preparamos uma refeição sem reclamar. Limpar a cozinha e lavar a louça sempre farão parte do processo. Mas não precisam ser o nosso foco principal. Como é bom viajar nos aromas e sabores. Experimentar novos temperos, preparar misturas e testar ingredientes desconhecidos.

Eu sei que muitas vezes estamos com pressa e não há tempo para criatividade na cozinha. Mesmo assim, temos que pensar que naquele momento estamos preparando algo que irá nos nutrir, alimentar nosso corpo e nos prover de toda a energia necessária para seguirmos a vida. Então, por que não dedicar um pouco mais de carinho e afeto para a nossa cozinha e o ato de cozinhar?

Informações e orientações sobre saúde, nutrição, *lifestyle* estão por todos os lados. Há muita informação boa e gratuita na internet. O que nos falta para começar? Para mudar a nossa vida e os nossos hábitos?

A palavrinha mágica é: AÇÃO. Falta virar a chave. Falta o despertar, o querer. Já falamos sobre isso neste livro, a relação entre o querer e o precisar. Quantas coisas você já fez na vida por vontade e motivação próprias? Algo que despertou interesse e fez com que você investisse toda a sua energia para realizar?

É o despertar, o apaixonar-se por algo. Enfatizo essa questão, pois, sem vontade, não há livro, rede social ou internet no mundo que fará a diferença na sua vida. Serão apenas mais algumas linhas escritas ou cenas de um vídeo. Serão apenas informações, frases de motivação e superação inúteis.

A cozinha é o coração da nossa casa.

Você já percebeu como a arquitetura tem mudado nos últimos anos? A cozinha não é mais aquele cômodo escondido. O conceito aberto aproximou-a dos demais ambientes. Paredes são quebradas para integrar a cozinha ao todo, pois não é apenas um local onde se preparam refeições. É um espaço que possibilita interação social aos que gostam de receber amigos e familiares.

É na cozinha que acontecem as melhores conversas. Já percebeu? É o momento que as pessoas param para conversar, mesmo em pé. É um espaço em que as pessoas se ajudam. Um lava a louça, o outro troca o lixo. Um experimenta o tempero da preparação, o outro faz o suco.

Sem contar com a química da transformação. Ahhh, a química! Que maravilha observar o resultado das transformações químicas e a formação de novas substâncias. É o açúcar que vira caramelo, o milho que se transforma em pipoca, as frutas que escurecem após o corte.

Mudanças de estado (líquido, sólido, gasoso). Variações de cheiro, cor, densidade. Alimentos que necessitam de cozimento e outros não, podemos consumi-los cru. Você percebe que tudo isso acontece todos os dias na sua cozinha, estando você motivado ou não? Estando você saudável ou não? Quantas coisas acontecem na cozinha, envolvendo ciência, energia, vida e não nos damos conta?

Cozinhar é uma decisão.

Estamos acostumados a fazer tudo com pressa. O tempo é escasso, então use-o com entusiasmo e afeto. Crie um relacionamento com a cozinha e com os alimentos. Logo essa conexão irá se transformar em amor e este será seu melhor tempero.

Quando eu decido fazer algo em minha vida, faço com vontade, prazer e determinação. Valorize seu tempo. O resultado que terá fazendo algo com alegria, será muito mais gratificante do que simplesmente fazer por obrigação.

Eu lembro dos cheiros deliciosos que as cozinhas dos outros me proporcionaram. Tenho certeza que vocês também já sentiram isso. O cheirinho da cozinha da casa da vó, da mãe, de um amigo querido. Até mesmo a cozinha do vizinho. Só quem mora em apartamento sabe o que é chegar em casa do trabalho e sentir aquele cheiro delicioso de comida ao abrir a porta do elevador.

Hoje eu posso criar os meus próprios aromas.

O bicho papão se transformou em um grande amigo. Ou melhor, amiga. A cozinha é o lugar em que encontrei uma relação harmoniosa. É onde me permiti restabelecer laços perdidos, para cuidar da minha saúde. Escolhi ser sua aliada, companheira e, especialmente, AMIGA.

Cozinhar é um ato de amor à saúde. Não o desperdice.

CAPÍTULO II

As escolhas são as minhas digitais. Sem o controle eu nada seria.

6. ESCOLHA TER O CONTROLE DA SITUAÇÃO

Até aqui, eu fiz o máximo esforço para gerar um mínimo de conexão entre você e sua cozinha. Compartilhei minha história, abri meu coração, falei sobre meus fantasmas e os altos e baixos de uma vida que é real.

Tudo isso foi com o objetivo de fazer com que você, caro leitor, tenha perdido um pouco do medo de entrar na cozinha, de se aventurar em novas receitas e de colocar a mão na massa. Isso é o que eu espero, pois a partir de agora, é exatamente o que vamos fazer.

O primeiro passo é ter o controle da situação. Você é quem deve controlar a sua cozinha. Mas o que significa isso? Significa que é você quem controla as compras, os utensílios, a limpeza, a organização, o que entra (produtos novos) e o que sai (descarte).

Não é novidade que um ambiente limpo e organizado faz você se sentir melhor. Existe sensação mais gostosa do que chegar em casa e estar tudo arrumadinho? Olhar para a bancada da cozinha e não ver louças sujas e acumuladas, panos de prato e panelas no fogão. Abrir a geladeira e se deparar com prateleiras limpas e organizadas, sem alimentos estragados ou vencidos. O mesmo podemos dizer em relação ao freezer e a despensa.

Despensa? O que é isso? Sim, este termo ainda existe. Apesar de muitas famílias não destinar um cômodo específico para ela (os ambientes estão cada vez menores), todos temos uma despensa na cozinha. Pode ser apenas um armário ou algumas prateleiras onde organizamos os alimentos não perecíveis ou as compras do mês.

Eu descobri uma sensação indescritível ao ver minha cozinha organizada, afinal é onde preparo minhas refeições. Os alimentos que irão me saciar e nutrir. Posso afirmar que o bem-estar é emocional e físico.

Com organização você economiza tempo e dinheiro. Cada item tem seu lugar e não precisamos desperdiçar tempo procurando um pote, uma tábua, uma espátula, a faca de cortar legumes ou qualquer outro utensílio doméstico.

Cozinhar fica descomplicado e o tempo para o preparo das refeições diminui. Você sabe onde estão as coisas, consegue identificar facilmente os alimentos na despensa e na geladeira, pode abrir qualquer armário e não corre o risco de um pote cair na sua cabeça. Limpeza e organização tornam tudo funcional, o que significa menos tempo na cozinha e mais tempo com a família.

Ah! E não confunda organização com entulhar as gavetas e fechar as portas dos armários. As bancadas estarão livres, mas você continuará sofrendo e perdendo tempo para encontrar as coisas.

Financeiramente falando, manter a cozinha organizada fará com que você gaste menos e tenha uma motivação extra na hora de cozinhar. Isso significa que você pensará duas vezes antes de pedir uma refeição pronta ou sair para comer. É economia na certa!

Geladeira e despensa organizadas nos permitem saber exatamente o que temos em casa, o que está próximo ao vencimento e o que precisa ser consumido rapidamente. O consumo consciente fará com que você compre somente o necessário, com planejamento e sem impulsos. E o mais importante: sua alimentação será muito mais saudável.

Para facilitar sua vida e para que você possa consultar sempre que necessário, aqui estão os top 5 motivos pelos quais você deve ter atenção especial com a limpeza e a organização da sua cozinha.

1. Evitar desperdícios.

Você nunca mais terá que jogar aquele copo de requeijão fora, pois "escondeu" ele no fundo da geladeira e esqueceu de utilizar durante a semana. E também aquele pacote de biscoito que ficou aberto no fundo armário. Chega de guardar comida vencida e estragada. Chega de jogar dinheiro fora. Chega de brincar com sua saúde ao correr o risco de comer algo que não está em bom estado de conservação.

2. Manter a higiene.

A cozinha é o local onde preparamos nossos alimentos. Faz todo o sentido que seja um ambiente limpo. Bancadas, fogão, chão, armários. A limpeza nos garante receitas seguras e livres de contaminação.

3. Ganhar praticidade.

Uma cozinha organizada torna tudo mais fácil. Preciso dizer que isso leva tempo. Eu não posso afirmar que minha cozinha é prática o suficiente, por exemplo, mas a cada dia tenho plena consciência de que busco torná-la melhor. Até pouco tempo, eu guardava os temperos em uma cestinha, dentro do armário. A cada preparação, eu abria o armário, pegava a cestinha, escolhia os temperos, usava e guardava tudo novamente. Toda vez. Resultado: muitas vezes eu deixava de usar os temperos por preguiça de pegá-los. Em um ambiente prático, o que você usa todos os dias deve estar à vista, fácil de localizar e utilizar.

4. Trazer conforto.

Nada melhor do que compartilhar bons momentos com a família e amigos. Como você se sente ao recebê-los em um ambiente sujo e desorganizado? Uma cozinha organizada nos proporciona um espaço mais preparado para atender as nossas necessidades rotineiras.

5. Embelezar o ambiente.

Não podemos negar que a estética é importante. Eu gosto de uma casa bem decorada, com detalhes em todos os ambientes. Peças e objetos que tem a ver com meu perfil, minha história. Que a organização não seja apenas uma "capa". A estética, nesse caso, refere-se a organização e a arrumação em todos os ambientes. É ela que nos garante um lugar agradável e convidativo. Não adianta nada planejar a cozinha dos sonhos e no dia a dia não ter cuidado com a arrumação. O visual é o que nos convida a ficar mais tempo em determinado ambiente. É o que gera envolvimento e conexão.

Muito bem, Patrícia! Até agora tudo lindo, mas por onde eu começo?

A mudança de consciência não acontece do dia para a noite. Eu mesma demorei anos para perceber o quanto me sentia apreensiva dentro da minha própria casa e como isso gerava um enorme ponto de estresse. Cada pessoa tem um tempo para despertar e perceber o que faz sentido para seu momento e seu ambiente.

Minhas vivências não irão resolver sua vida dentro de casa, mas serão um ponto de partida para perceber que temos algo em comum em nossas cozinhas. Elas podem sim ser um ponto de estresse, desperdício e desmotivação em nosso cotidiano.

Não importa o tamanho da sua cozinha. Se ela tem mesa ou não, eletrodomésticos de marca ou móveis que ainda não são os dos seus sonhos. Esse cômodo merece uma atenção especial.

A arrumação é a base para um lar aconchegante.

E vamos de parte prática.

Eu sei o quanto é difícil começar uma mudança do zero. Sem uma orientação ou um caminho a seguir, tudo pode se tornar ainda mais complicado. Como alguém que já vivenciou tudo isso, separei algumas sugestões para que você comece a ter o controle da situação. A primeira é iniciar pela despensa, geladeira e freezer.

Você já passou pela construção de uma casa ou apartamento? Ou teve a oportunidade de projetar móveis novos para sua cozinha? Quando fez isso, você lembra de ter planejado a sua despensa ou um móvel específico para guardar mantimentos? Tenho quase certeza que não.

De modo geral, a despensa recebe pouca ou nenhuma atenção. Mesmo assim, ela vem conquistando seu espaço. Se na casa das nossas avós esse era o lugar destinado às compras do mês, alguns utensílios domésticos e aquelas baguncinhas indesejáveis da cozinha, hoje a realidade é outra. Considere a despensa como um ambiente destinado a cuidar da sua saúde. É o local em que armazenamos os nossos alimentos. E como estamos guardando algo tão precioso?

Se você tem a chance de projetar um ambiente apenas para ser a despensa da sua casa, alegre-se! Essa é uma chance única para cuidar da sua saúde. Mas, se você for como eu e não tem esse privilégio, que tal criar um espaço adequado, aconchegante, prático e funcional para esse fim?

Ao escolher um armário da cozinha para transformar em despensa, procure por algo próximo a bancada de preparo dos alimentos. Um espaço que seja funcional para a rotina da cozinha e se encaixe nos requisitos de tamanho, higiene e organização.

É importante ter cuidado ao montá-lo. Ele precisa ser limpo e sem umidade. O mais adequado é ter prateleiras, de preferência não muito profundas, para que o acesso aos itens seja fácil. Também deve ser prático para limpar, o que evitará a proliferação de microrganismos.

Espaço escolhido, é hora de organizar.

1. Setorize.

Separe os alimentos por categoria. Por exemplo: farinhas com farinhas, grãos com grãos, sementes com sementes, bebidas com bebidas e assim por diante. Os alimentos que irão vencer primeiro devem ficar na frente para serem consumidos primeiro. A regra é: o primeiro alimento que entra, é o primeiro alimento que sai. Tenho certeza que você já sabe disso, mas os produtos de limpeza jamais devem ser armazenados com os alimentos, na mesma prateleira ou armário.

2. Use potes transparentes.

O ideal é retirar todos os alimentos das embalagens originais. Isso serve para arroz, feijão, café, açúcar, sal e outros. Acomode os alimentos em potes de vidro ou potes de plástico específicos para mantimentos, bem vedados ou herméticos. Embalagens transparentes nos permitem identificar facilmente qual é o alimento que está guardado em determinado recipiente. Os potes são caros demais? Use sua criatividade. Aqui em casa costumo aproveitar os vidros de conserva, geleia ou molho que compramos. Uso para guardar grãos, sementes e até mesmo farinhas. Acreditem! Se esperarmos o mundo ideal (comprar dezenas de potes herméticos lindos e padronizados) não colocaremos organização nenhuma em prática. Comece pelo que tem em casa. Reaproveite, reutilize! Você verá que os alimentos armazenados dessa forma deixarão o espaço mais leve e prático.

3. Use etiquetas.

Minha dica é etiquetar tudo. Identifique os potes, as cestas e as prateleiras se necessário. Não apenas você, mas toda sua família precisa identificar facilmente o que cada pote contém e qual a validade daqueles alimentos. Lembre-se, você descartou as embalagens que continham essas informações.

4. Use organizadores.

Sabe aquele canto do armário que você não consegue acessar direito ou aquela prateleira que é muito alta e dificulta o aproveitamento integral do espaço? Uma ótima solução é apostar nos organizadores. Eles nos ajudam a ocupar melhor os espaços, de um jeito organizado e prático. Há muitas opções no mercado. Basta verificar o que melhor atende a sua necessidade.

5. Use cestas e bandejas.

Na despensa ou na cozinha, utilize cestos e bandejas para separar os itens. Escolha o que funciona melhor para você: por funcionalidade, por quantidade, por tamanho e/ou realidade. Você pode organizar os alimentos por categorias, por exemplo: farinhas, grãos, cereais, snacks, enfim. Algo simples que fiz na minha casa foi deixar todos os itens do café da manhã no mesmo espaço. Café, filtro, coador, xícaras e até mesmo a máquina de café. Você pode utilizar uma bandeja para isso. Facilita muito a movimentação na cozinha durante a semana, quando se tem menos tempo. Além disso, a bancada ou o armário ficam setorizados e organizados.

A organização é funcional quando se leva em consideração os alimentos, utensílios e objetos que mais utilizamos. Tente fazer na sua casa! Pense bem, qual é o seu fluxo? O que mais consome diariamente? Entre na sua cozinha e procure olhar diferente, como se fosse um visitante. O que achou? É um ambiente acolhedor, tranquilo e funcional?

A rotina do dia a dia nos impede de perceber os pontos de estresse que a desorganização nos causa. Quantas vezes no ano você organizou gavetas e armários e, em pouco tempo, bagunçou tudo novamente? Aí vem aquela sensação de tempo perdido.

Eu fiz isso várias vezes e sempre me perguntava o porquê de não conseguir manter a minha organização. Algumas das respostas prováveis são: não organizei de forma funcional e por isso não consigo manter no meu dia a dia; tenho muitos utensílios, louças e potes sem uso e que estão apenas atrapalhando minha organização; ou sou mesmo uma pessoa desorganizada que não consigo manter nada em dia.

Siga as sugestões acima, pense e considere: a despensa deve ter a cara da sua família.

Nestas idas e vindas de mudanças em relação ao meu estilo de vida, percebi que a geladeira é muito mais do que um eletrodoméstico para refrigerar alimentos e bebidas. Para mim, usar a geladeira é o mesmo que transferir a responsabilidade do cuidado com a minha saúde para uma tecnologia. Tudo que coloco na geladeira estará disponível para meu consumo e autocuidado.

Logo, é importante conhecer o eletrodoméstico que você tem em casa. As geladeiras mais modernas costumam refrigerar de maneira uniforme. Já os modelos mais antigos, refrigeram de modo mais intenso nas prateleiras próximas ao freezer e menos intenso nas demais.

É por isso que vamos falar um pouco sobre organização na geladeira. Não é somente "jogar" os alimentos lá dentro e tudo certo. Observe os espaços disponíveis dentro dela e como funciona. Não queremos desperdício, alimentos estragados ou mal conservados. Queremos limpeza, organização, saúde e economia (alimentos estragados = dinheiro jogado no lixo).

1. Limpeza.

Certamente esse é o primeiro passo. Retire tudo de dentro da geladeira e faça uma boa limpeza. Verifique se há potes com restos de comida, frutas ou legumes estragados e produtos vencidos. Descarte o que estiver impróprio para o consumo, mas antes, reflita sobre como você poderia ter evitado esse desperdício. Por que está jogando esses alimentos fora? Falta de organização? Planejamento? Comprou mais do que o necessário? Refletir nos faz ter consciência dos nossos atos e consequências, e não apenas um processo automático de jogar tudo no lixo e pronto.

Como limpar a geladeira?

Minha sugestão é fazer uma limpeza geral com esponja antiaderente e detergente neutro. Limpe toda a parte interna, as gavetas e as prateleiras. Utilize um pano úmido para retirar o detergente. Você também pode fazer uma mistura de bicarbonato com vinagre de álcool (1 colher de sopa para cada 100ml de vinagre) e passe por toda a geladeira. Essa mistura possui efeito antibactericida. Limpe a geladeira mensalmente e faça a manutenção semanal, passando um pano úmido com vinagre de álcool. Isso ajudará a eliminar odores e desinfetar.

2. Organização.

Geladeira limpa, é hora de organizar. Observe os espaços disponíveis na sua geladeira. Altura e largura das prateleiras, gavetas e dispensers (se houver). O que posso acomodar nesses espaços? Cestos organizadores são peças versáteis e que podem ser levados à geladeira para organização dos itens. Utilize a mesma ideia de setorização da despensa. Legumes, frutas, bebidas, itens de café da manhã, enfim, agrupe os itens como se fossem "famílias". Outra alternativa é usar potes. Opte pelos transparentes e, preferencialmente, de vidro. Se usar potes de plástico, observe se são livres de uma substância chamada BPA (bisfenol-A). Essa substância é liberada nos processos de refrigeração ou aquecimento, é tóxica e cancerígena. Os potes transparentes irão te ajudar a visualizar melhor os alimentos que estão na geladeira, evitam o esquecimento e o desperdício de refeições.

3. Bônus.

• Tenha o hábito de higienizar todos os produtos, embalagens, legumes e verduras antes de levá-los a geladeira. Separe um pano e um borrifador com álcool 70% e passe nas embalagens plásticas, potes, caixas e garrafas que não serão descartadas.

• Não guarde produtos abertos nas embalagens originais. Sobrou? Armazene em um pote e descarte a embalagem. Ideal identificar com a validade do produto para evitar perdas e desperdícios.

• Não seja um acumulador de comida. Compre o que você consome e fuja das promoções. Você não precisa comprar cinco potes de requeijão porque o preço está bom. Se você costuma consumir um pote por mês, compre apenas um. Estocar comida é um péssimo hábito. Comprar o necessário significa planejamento doméstico, economia financeira e consciência ambiental.

• O ar precisa circular dentro da sua geladeira para que os alimentos fiquem bem refrigerados. Procure não a encher até sua capacidade máxima.

Há uma particularidade em relação à geladeira. Ela se chama freezer. A maioria das pessoas se sente perdida sobre a organização desse espaço. Quanto tempo cada alimento pode permanecer congelado? Tudo pode ser guardado ali? Qual a melhor forma de conservação e armazenamento?

Bem, primeiro é importante seguir as orientações do fabricante quanto a limpeza do seu freezer. Apesar de não ser um ambiente propício para bactérias, é aconselhável que se faça uma boa limpeza a cada 6 meses.

Em relação às demais dúvidas, minhas sugestões são:

1. Não estoque.

Assim como na geladeira, aproveite o momento da limpeza para descartar tudo o que está guardado há meses ou aquilo que você nem lembrava que existia. Não vale a pena correr o risco de comer algo estragado.

2. Setorize.

Mesmo princípio da despensa e da geladeira. Guarde alimentos similares no mesmo espaço. Carnes, pães, frutas ou polpas. Fica mais fácil identificar o que tem no seu freezer.

3. Etiquete tudo.

As etiquetas auxiliam na identificação dos itens e também da validade. Se não sabe quando um alimento irá vencer, coloque a data em que está armazenando no freezer. Será uma referência. Deixe as compras recentes no fundo e as antigas na frente para não perder nenhum alimento e seguir a regra: quem entra primeiro, sai primeiro.

4. Separe por tamanho.

Organize do menor para o maior. É uma ótima forma de ganhar espaço no seu freezer. Olhe os formatos e considere também o que você usa mais ou menos. Cada um precisa adaptar essa organização de acordo com a sua realidade.

5. Otimize o espaço da porta.

Utilize esse espaço para itens menores ou que ficariam soltos no meio do freezer.

Organização e limpeza fazem com que nosso cérebro passe por um processo semelhante, organizando pensamentos e sentimentos. Você já parou para pensar por que se sente tão bem logo após uma faxina?

Durante a semana é mais corrido, mas mesmo assim, olhe para sua cozinha, geladeira e freezer. Sinta o que está fora do lugar. Dê uma organizada rápida. Não precisa fazer uma faxina completa todos os dias. Naquele dia super corrido, garanta apenas que a pia não fique cheia de louças. Nos dias mais tranquilos, que tal dar uma olhada nos armários, fogão, geladeira e azulejos?

Não quero que se torne um neurótico por limpeza. A ideia é pensar na higiene enquanto saúde e autocuidado. Estar no controle não significa dar conta de tudo o tempo todo. Peça ajuda ao seu parceiro, filho, pai, mãe, amigo ou contrate alguém para ajudá-lo se essa for a sua realidade, mas não deixe de cuidar de si.

7. COZINHA É SAÚDE

Em meu primeiro contato com o mercado de trabalho, aos 15 anos, como estagiária, algo que me marcou muito foi a experiência de conviver durante meses com pessoas de perfis completamente diferentes.

Na minha casa, limpeza e organização sempre foram prioridades. Eu cresci assim. Mas, nesse primeiro emprego, tive uma colega que trabalhava com a mesa lotada de papéis, pastas e muitos itens de escritório. Eu não entendia como ela conseguia ser produtiva naquele ambiente. Segundo ela, tratava-se de "uma bagunça organizada" e era possível sim trabalhar dessa forma.

Confesso que nunca entendi. Certo ou errado, estou compartilhando essa experiência com vocês para ilustrar que cada pessoa tem o seu jeito. Nem sempre a desorganização é um ponto de estresse. Você pode ser assim ou conhecer alguém com esse perfil. Na mesma família, é comum encontrar pessoas que cresceram juntas e foram criadas da mesma forma, mas com hábitos totalmente diferentes.

Lembro que quando casei, algo que me incomodava muito era o fato de ter que "dividir" a casa com alguém que não tinha o mesmo perfil que o meu. Natural, pois para mim era algo muito novo. Demoramos para nos acostumar com a presença do outro. Viver de forma harmoniosa com outra pessoa ou com várias, dentro da mesma família, é um processo que leva tempo.

Fato é que desorganização para mim é um ponto de estresse. E para você? Já pensou sobre isso? Eu precisei de tempo para identificar o que me deixava estressada e reconhecer o que me incomodava. Hoje sei que um ambiente organizado é mais aconchegante e isso me torna mais produtiva.

Há anos, estudos europeus indicam que ambientes desorganizados provocam estresse e favorecem uma alimentação desequilibrada. Pode não parecer, mas uma cozinha desorganizada leva as pessoas a comerem mais e pior.

Quando você abre a geladeira e não encontra nada pronto para comer, é natural sentir frustração, cansaço e ansiedade. Logo você parte para os armários da cozinha em busca de algo e acaba comendo o que vê pela frente. Outra alternativa, é recorrer a um aplicativo no celular e pedir comida pronta.

Isso significa dizer que desorganização reflete também em falta de planejamento. Sem organização não há cardápio, sem cardápio não há lista de compras e sem lista de compras não há alimentação saudável. Se você é do tipo que come qualquer coisa ou de qualquer jeito, cuidado. Problemas de obesidade, diabetes, colesterol e várias outras doenças começam assim.

A organização não proporciona somente um ambiente aconchegante, mas sim, escolhas conscientes. E são essas escolhas que tornam sua cozinha mais saudável.

Eu despertei para trocas mais conscientes e mais inteligentes depois de muita luta, dor e vivências. Algumas pessoas despertam rapidamente para a importância de uma alimentação saudável, mas eu não fui uma delas.

Há alguns anos, meus finais de semana se resumiam a fazer faxina e depois me jogar no sofá. Eu adoro comer. Estou sempre "roendo" algo. Pareço um esquilo. Assim, eu passava o final de semana inteiro do sofá para a cozinha, abrindo armários em busca de comida. Algo rápido e prático. Uma das minhas favoritas eram as pipocas de micro-ondas. Dois minutos e pronto. Lá estava eu jogada no sofá mais uma vez e "roendo" algo.

Sinceramente! Não consigo nem me imaginar fazendo isso hoje.

Pode ser que você esteja aí, refletindo, após a leitura destas páginas (o que me deixaria muito feliz). Pode ter percebido que nos últimos tempos houve uma mudança, para pior ou para melhor. Torço que tenha sido para melhor. Mas se não foi, aproveite esse momento para mudar seu estilo de vida, tornar-se mais saudável, feliz e sem nenhuma experiência dolorosa para compartilhar em seu diário.

Comer saudável é uma questão de escolha sim. Eu escolho ser organizada, fazer meu planejamento semanal, organizar meu cardápio.

Ah, mas é caro! Ah, mas é demorado! Tudo isso são desculpas.

Quanto mesmo você gasta na farmácia todos os meses? Quanto você gasta com fast food, comida congelada e produtos ultraprocessados? E quanto você gasta na feira, no empório de produtos naturais e na frutaria? Tente fazer uma planilha de controle financeiro para esses itens. Irá perceber que gastar com bons alimentos é muito melhor do que gastar com medicamentos.

Quando me perguntam: como faço para ser mais saudável? O que posso fazer para emagrecer? Eu geralmente respondo: visite mais feiras, empórios, frutarias e supermercados. Lá é possível encontrar a base da sua saúde. Por quê? Porque a saúde começa na cozinha.

É na cozinha que temos a oportunidade de preparar alimentos ricos em nutrientes. São eles que sustentam nosso corpo e fazem com que nosso organismo funcione corretamente. São eles que evitam deficiências de vitaminas e de minerais e nos protegem contra doenças, muitas vezes silenciosas, como o câncer, doenças crônicas e autoimunes.

Infelizmente, estamos perdendo um vínculo importante que nos proporciona saúde, bem-estar e um bom estilo de vida: fazer compras como nossas mães e nossas avós faziam. Sentimo-nos tão modernos e chiques pedindo comida pelo aplicativo no celular, mas sabe o que é luxo mesmo? Saber o que está comendo! A procedência, os ingredientes, o sabor caseiro. O afeto e a relação com a boa e velha comida de verdade.

Terceirizamos demais a nossa vida. Da lavanderia ao jantar. Tudo programado e com horário de entrega. Onde iremos parar? Não sou contra a tecnologia e o crescimento dos estabelecimentos que fornecem comida. Acho super válido. O que me questiono é a DOSE. Precisa ser uma rotina?

Use a tecnologia a seu favor! Tenha uma experiência diferente em um restaurante ou solicite um prato pronto para o almoço daquele dia mega corrido. Mas reflita se isso não está acontecendo todos os dias e nas principais refeições. Será que você não está precisando de um "detox"?

"Detox" para eliminar ideias e concepções tóxicas. "Detox" do piloto automático. "Detox" do que a sociedade nos impõe como correto. "Detox" da preguiça de cozinhar. "Detox" do que nos impede de sermos autônomos nas nossas escolhas e em benefício da nossa saúde.

8. ESCOLHAS CONSCIENTES

O ato ou efeito de escolher. A vida é feita de.... ESCOLHAS.

É clichê, mas do momento em que acordamos pela manhã até o horário de dormir, estamos sujeitos a milhares de escolhas. A roupa que iremos vestir, o calçado que iremos usar, lavar ou não o cabelo, tomar café em casa ou na padaria, sair correndo para o trabalho ou dar um beijo na família, cumprimentar o vizinho no elevador ou fingir que está ocupado no celular para não dar um "bom dia", ser produtivo ou reclamar o dia todo no trabalho. Enfim, são inúmeras as situações.

Algumas escolhas são mais importantes que outras, pois não impactam somente o nosso tempo presente, mas também o futuro. É aquela velha história do PLANTAR e COLHER. Quanto a isso, posso dizer que as grandes e importantes escolhas começam em algo pequeno, no nosso dia a dia, naquilo que vivenciamos.

Porém, o que mais vejo hoje é a falta de consciência do momento presente. É difícil pensar que vamos envelhecer, mas vamos. O sedentarismo não é uma piada e a ingestão de alimentos causa sim efeitos sobre o nosso organismo, para o bem e para o mal. "Eu sempre comi dessa forma e nunca tive nada". "Minha avó comeu isso a vida toda e está ótima aos 90 anos". Será que sua avó também passava horas em frente ao computador, no smartphone, comendo fast food e bebendo refrigerante? Não, eu não conheço sua avó. É apenas uma reflexão.

Nossas escolhas geram consequências positivas e negativas. Se eu opto por não praticar uma atividade física hoje, devo estar ciente do impacto disso no futuro.

As escolhas também nos permitem priorizar. Eu, por exemplo, em algum momento escolhi trabalhar aos finais de semana, seja para fazer um trabalho da faculdade ou um projeto que precisava finalizar. Nem sempre conseguimos ser integrais em tudo, mas devemos ter consciência dessas escolhas, principalmente, para saber quando elas devem ser temporárias.

Nunca se esqueça que o equilíbrio é a chave para promover saúde e bem-estar em todas as nossas escolhas. Como cita Augusto Cury: "Faça suas escolhas! Tenha um caso de amor com você mesma".

Estou falando sobre escolhas, porque penso que elas antecedem a ida a um supermercado, ao momento de fazer a lista de compras e ao ato de cozinhar propriamente dito. Escolhas alimentares envolvem sentimento, emoção, mas também a razão.

Sazonalidade! Você já parou para pensar nas frutas e legumes de cada estação? Observar a natureza é uma forma perfeita de cuidar da nossa saúde. Nas feiras, frutarias e mesmo nos supermercados é possível observar que em determinada época do ano há maior ou menor variedade de determinados produtos.

Isso tem a ver com a sazonalidade. Nos meses de inverno temos muitas frutas de cor amarela ou laranja, ricas em vitamina C, o que é perfeito para aumentar nossa imunidade e reforçar o organismo para essa estação do ano. Também temos uma variedade maior de tubérculos (batatas e abóboras, por exemplo) com propriedades nutritivas para nos "aquecer". Já o verão está repleto de frutas refrescantes.

Confesso que nasci na roça, em uma cidade com menos de 20 mil habitantes. Passei pelo menos cinco anos na zona rural, tenho contato com esse meio até hoje e nunca havia me dado conta da sazonalidade dos alimentos. É impressionante como a natureza nos presenteia com os remédios mais naturais e simples que existem: os alimentos *in natura.*

Por outro lado, quando pensamos nos alimentos menos perecíveis ou não perecíveis, como grãos, bebidas, açúcares, óleos e outros, o conselho é conhecer o que estamos comprando e o que estamos comendo.

Um hábito que eu criei foi o de ler rótulos. Não vou entrar em detalhes aqui, pois isso é assunto para um capítulo inteiro. O básico para o cotidiano é ler as embalagens dos produtos que estamos levando para casa. Quais informações o produto contém? É light, diet, zero glúten, orgânico, contém adoçante? Geralmente é no verso da embalagem que encontramos o ponto chave da compra: a lista de ingredientes e a tabela nutricional.

Algumas informações de forma resumida.

A tabela nutricional é regulamentada pela Anvisa. Serve para informar ao consumidor sobre a composição do alimento e a quantidade de nutrientes que ele oferece. Também indica o quanto isso representa da ingestão diária recomendada (IDR). É a quantidade de proteínas, vitaminas e minerais que determinado alimento possui.

Já a lista de ingredientes é composta por ordem decrescente. O ingrediente que tem em maior quantidade no alimento é o primeiro da lista e, assim sucessivamente, até o último que apresenta a menor quantidade. Para exemplificar, se você compra um pão integral e na lista de ingredientes o primeiro deles é a farinha de trigo integral, você sabe que esse é o ingrediente utilizado em maior quantidade nessa receita de pão. Está vendo como não é difícil? É apenas um hábito que vira rotina e você nunca mais esquece.

Outra sugestão é buscar saber a procedência dos alimentos que consome. Se você costuma ir à feira, converse com os produtores. Saiba quem são, se eles mesmo cultivam os alimentos que estão vendendo, se são produtos orgânicos ou não. Se vai ao empório, procure saber de onde são os grãos, as sementes, as farinhas; qual a frequência de reposição desses produtos e como estão armazenados.

Conhecer a cadeia completa do alimento é um grande passo para uma vida saudável e consciente. Aos poucos você terá mais conhecimento, propriedade e autonomia para fazer suas escolhas.

Nem preciso falar sobre o uso de ecobags e sacorecos para as compras, correto? É mais do que necessário que tenhamos consciência em relação ao meio ambiente. Aproveito esse assunto para compartilhar outra importante experiência que tive.

Nesse meu processo de mudança de estilo de vida, participei de um seminário sobre o lixo, que aconteceu na minha cidade. Isso mesmo, lixo. Entre várias palestras sobre consciência ambiental e descarte correto de resíduos, um depoimento me fez virar a chave em relação a isso.

Você já se perguntou para onde vai o lixo que descarta e quais são as pessoas por trás desse processo?

Ouvi o depoimento de uma mãe, trabalhadora da Associação de Catadores, e fiquei muito comovida. Ela relatou situações, as quais ela e outras pessoas são expostas diariamente, e que nós (sim, nós) poderíamos evitar. Lixo orgânico misturado ao reciclável, material cortante e tóxico, tudo no mesmo saco de lixo. Embalagens sujas e com cheiro horrível.

Quantas pessoas jogam o lixo de qualquer jeito na lixeira? Quantas não separam o orgânico do reciclável? É difícil para você lavar uma embalagem antes de descartá-la? Pois saiba que existem muitas pessoas no mundo abrindo seus sacos de lixo.

O lixo que você descarta de qualquer jeito, chega nas mãos de outra pessoa. Achar que não somos responsáveis por isso, é um grande engano. Na verdade, somos responsáveis pela cadeia completa: escolha do produto, compra, preparação do alimento, consumo e descarte das sobras.

Não transfira a responsabilidade para o outro. É difícil e doloroso ouvir pessoas que dependem desse trabalho para sobreviver, falando sobre a nossa irresponsabilidade. É um trabalho justo e honesto, que será facilitado se todos fizerem a sua parte.

É tão doloroso quanto ligar a televisão e saber que milhares de pessoas passam fome todos os dias. E nós, no piloto automático, estamos jogando comida fora. Isso graças a nossa falta de consciência nas escolhas e as nossas compras desnecessárias.

Seja consciente! Muitas vezes são pequenos gestos que ajudam muitas pessoas. Leve para dentro de casa o que te representa e tem algum significado para você e sua família. Não confunda alimentos saudáveis com restrições. Escolha o que te deixa feliz e confortável, mas sempre tendo consciência sobre quantidade e qualidade do que consome.

9. LISTA DE COMPRAS: POR ONDE COMEÇAR?

Ir ao supermercado pode ser uma grande tentação. As gôndolas estão recheadas de produtos com embalagens lindas e chamativas, que às vezes nos fazem "comer com os olhos". Como manter o controle diante disso? O ponto de partida pode ser a lista de compras. É uma ótima alternativa para melhorar a gestão da sua cozinha e comprar de forma consciente.

Pense na sua cozinha como se fosse uma empresa. Para tudo funcionar é preciso ter planejamento, gestão (finanças, estoque, resíduos), produção e organização. A engrenagem pode ser pequena, mas precisa ser completa.

Para elaborar uma lista de compras eficiente, você precisará estabelecer uma rotina que funcione dentro da sua casa. O que trago nesse livro são orientações e sugestões. Vamos a elas?

1. Escreva sua lista de compras.

No papel ou no celular, o que considerar mais adequado. Eu adoro papel. Hoje tenho um caderninho e uma caneta na bancada da cozinha, mas já tive um papel pendurado na geladeira. Anote os itens que estão faltando e não confie somente na sua memória. Terminou algum ingrediente, anote na mesma hora para não esquecer. Leve a lista com você no supermercado, frutaria, feira ou empório. Não adianta elaborar a lista e deixar em casa. Esse hábito guiará suas compras e fará você desviar das tentações.

2. Lista pronta como base.

Não sabe por onde começar sua lista de compras? Utilize uma lista pronta como base. Esta é uma alternativa válida e muito indicada por personal organizers. A ideia é criar uma lista com tudo que você consome na sua casa, de produtos alimentícios à higiene pessoal. À medida que cada item termina, você grifa ou anota em outra lista para a compra. Esse formato proporciona uma visão geral de tudo que é consumido na sua casa. Você irá perceber que não precisa de todos os itens ou que compra alguns deles pouquíssimas vezes durante o ano.

3. Lista baseada em cardápio.

Para uma gestão mais refinada e com menos desperdício, a lista de compras baseada no cardápio da semana ou do mês é a mais adequada. Para isso, você precisa planejar todas as refeições e saber exatamente o que irá consumir no café da manhã, no almoço, no jantar e nos lanches. Depois, basta colocar no papel os ingredientes e os alimentos necessários para seguir o cardápio, bem como, definir a frequência das suas compras: semanal, quinzenal ou mensal.

4. Lista por categoria.

Mercados, feiras e empórios são separados por categorias de produtos, correto? Logo, não há nada mais interessante do que fazer sua lista de compras baseada em categorias de produtos. Separe os produtos alimentícios (lácteos, carnes, massas, frutas, legumes, farinhas, sementes, ...), produtos de higiene, bebidas, entre outros. Ao setorizar, você evita passar por gôndolas com produtos que não costuma consumir e pegar algo apenas por pegar.

5. Atualize sua lista diariamente.

Parece exagero, mas quantas vezes deixamos para anotar depois, vamos ao supermercado e esquecemos de comprar determinado produto ou ingrediente? Escolha o método que melhor funciona para você e anote. Caderno, aplicativo, lista na porta da geladeira ou armário. Acabou, anotou!

Para que a lista seja realmente eficiente, sugiro ainda alguns cuidados no momento da compra.

1. Não faça grandes intervalos entre uma compra e outra.

Não espere acumular uma lista enorme para ir ao supermercado. Grandes compras são trabalhosas e exageradas. Você perceberá que sua despensa ficou vazia e a tendência será comprar mais do que o necessário. O ideal é fazer compras de 15 em 15 dias para produtos não perecíveis e semanalmente para os perecíveis. Assim, você terá frutas, legumes e verduras sempre frescos.

2. Não vá ao supermercado com fome.

Certamente você já ouviu isso ou fez o teste para comprovar. É muito real! Eu mesma já caí nessa armadilha muitas vezes. O que me "pega" é a parte da padaria. Aquele cheirinho que invade o ambiente e triplica a nossa vontade de comer. Ir ao supermercado com fome é a melhor forma de comprar alimentos supérfluos e gastar dinheiro sem necessidade.

3. Evite levar as crianças para as compras.

Nem sempre é possível, mas faça um esforço. Crianças tendem a passar pelas prateleiras e encher o carrinho de guloseimas que não fazem parte da sua lista de compras. Deixar as crianças em casa te fará economizar tempo e dinheiro.

4. Não compre itens avulsos.

Passar no mercado após o trabalho é uma das formas mais tentadoras de comprar por impulso. Sempre lembrará de algo que falta em casa, está sem sua lista de compras e geralmente com um pouco de fome. Enfim, os ingredientes perfeitos para comprar algo desnecessário e pouco saudável. Evitar estes momentos é economia e saúde. Caso tenha um imprevisto, como um jantar especial por exemplo, e seja necessário comprar alguns itens, vá com a lista pronta.

5. Não esqueça de checar a embalagem.

Prazo de validade, identificação do fabricante e integridade da embalagem. Se estiver violada, estufada, amassada ou rasgada, não compre! Nem preciso comentar sobre produtos vencidos, certo?

6. Ordem da compra.

No dia da compra, comece pelos alimentos não perecíveis e finalize com os alimentos frescos, refrigerados ou congelados. O tempo de espera do início da compra até chegar na sua casa não deve exceder duas horas. Isso garantirá a conservação dos alimentos até o correto armazenamento.

7. Cuidado com a água no chão.

Água perto de refrigeradores e congeladores pode ser sinal de que foram desligados ou estão com algum problema. Evite comprar produtos armazenados nesses equipamentos.

8. Bônus.

Ao comprar alimentos congelados, verifique se estão firmes e sem sinais de descongelamento. Procure não comprar produtos empilhados no chão de supermercados, feiras e empórios.

Legal, Pati, mas como você faz? O que funciona na sua casa? Vou contar para vocês!

Na minha casa, definimos pegar uma cesta de frutas e hortaliças a cada quinze dias. Não sei se esse sistema de compras por cestas ou caixas com frutas e legumes da estação existe na sua região. Na minha cidade, esta forma de distribuição está ganhando espaço e é algo que está super alinhado com meu planejamento.

Além disso, semanalmente vamos a frutaria, feira ou supermercado para comprar o restante dos alimentos perecíveis para a semana, pois nem tudo que está na nossa lista, está na cesta. Lá compramos mais frutas, legumes, carnes, lácteos, pães e assim por diante.

A compra maior da minha lista é mensal. É quando faço aquela geral nos armários (minha despensa), lavanderia e demais cômodos da casa, verificando se tudo que está na minha lista de compras confere com o que está faltando ou o que tem em estoque em casa.

Como eu gosto de papel, tenho um caderninho na bancada da cozinha para fazer as anotações. Quando estou mais inspirada, utilizo uma lista pré-determinada com itens para compras da casa, separados por categorias, conforme mencionei anteriormente.

Tenho o hábito de anotar tudo na hora. Se identifico um item que terminou ou algo que será necessário para o meu cardápio do mês, anoto. Isso faz uma grande diferença no planejamento e organização da minha cozinha. Nem sempre estamos em um bom momento para fazer uma lista completa de compras. Se diluir as atividades, ficará automático, leve e mais eficiente.

Fazer lista de compras também é cuidar da saúde.

Como já citei, torne a cozinha sua amiga. Estabeleça um relacionamento, conheça o espaço, planeje, crie métodos e rotinas compatíveis com a sua realidade. Aos poucos tudo se tornará prático, dinâmico e fácil.

10. UTENSÍLIOS ESSENCIAIS

Despensa, freezer, geladeira e cozinha organizados, escolhas conscientes e lista de compras preparada. Quase tudo pronto para colocar o avental e entrar em ação. QUASE! Sim, pois uma cozinha funcional precisa estar equipada.

Sério, Pati?

É nesse ponto que muitos se perdem. A maioria pensa ser necessário fazer altos investimentos em eletrodomésticos, panelas e utensílios ou não sabe por onde começar e não compra nada.

O segredo é identificar o que é essencial para você. Qual a sua realidade? Você mora sozinho, com mais uma pessoa ou em família? Está começando agora a se arriscar na cozinha, ainda está namorando esse ambiente ou se adaptando com as informações que compartilhei até agora neste livro? Vá com calma!

É lógico que tenho sugestões para a compra de equipamentos e utensílios, mas acredito, tudo depende da necessidade de cada um. Seu estilo de vida, idade, entrosamento com o forno, fogão e panelas, tamanho da sua família, o que você pode comprar no momento e o quanto pretende melhorar e se desafiar na cozinha.

Vocês lembram que comentei sobre minha primeira compra de utensílios quando casei? Eu era do tipo que não sabia por onde começar. Comprei um pouco por intuição ou porque minha mãe tinha em casa e pensei que seria útil para mim também. Eu não cozinhava praticamente nada, logo, qualquer coisa estava bom.

Comprei bastante coisa e ao mesmo tempo nada muito útil. Mas valeu a experiência. Quando me aproximei da cozinha e adquiri mais conhecimento, consegui perceber o que realmente é essencial e não vivo sem, e também aqueles utensílios ou eletrodomésticos que pareciam incríveis, mas se perderam em uma gaveta e nunca foram utilizados.

Aprendi que uma cozinha não precisa ser grande e repleta de utensílios e equipamentos caros. Ela precisa ser equipada para desempenhar o básico, com agilidade e praticidade.

Quantas vezes tentou preparar uma receita nova e, na metade do caminho, percebeu que não tinha o utensílio, travessa ou assadeira adequada? Às vezes nem começamos a receita e já nos deparamos com essa situação, não é mesmo? Por outro lado, temos gavetas e armários cheios de itens que nunca usamos e só servem para ocupar espaço e gerar bagunça.

Já falamos sobre organização e você sabe o que fazer. Coloque em prática os 5 Sensos e mantenha somente o que é essencial na sua cozinha. Para quem não conhece os 5S, são eles: 1. Senso de Utilização; 2. Senso de Organização; 3. Senso de Limpeza; 4. Senso de Saúde e Higiene; e 5. Senso de Disciplina.

Sabe aquela faxina que você faz quando muda de casa? É isso. É avaliar o que você realmente usa e precisa para manter perto de si. O que não utiliza ou não está mais apto para o uso deve ser descartado, doado ou reutilizado. Depende de cada caso.

Eu ainda não tenho tudo o que preciso para realizar as receitas ou preparações que aprendi na cozinha, mas entendo que é uma questão de construção. É algo progressivo. Estou cada vez mais próxima da "cozinha amiga", adequando o espaço que tenho de acordo com a minha realidade.

Tudo tem um custo. Nem sempre estamos preparados ou dispostos a investir de uma única vez. Afinal, não se trata de uma cozinha profissional, mas um espaço de relacionamento, preparo de alimentos e construção da sua saúde.

Comece pelo básico. De acordo com minhas pesquisas, leituras e vivências na cozinha, elaborei uma lista de eletroportáteis e utensílios. A partir dela, você terá condições de montar a sua própria lista, de acordo com a sua realidade.

Pense sempre sobre o quanto você cozinha, quantas pessoas moram com você, se costuma receber visitas com frequência ou não, além das suas preferências pessoais.

Vamos começar pelos eletroportáteis. Acredito que os equipamentos essenciais para o funcionamento de uma cozinha são:

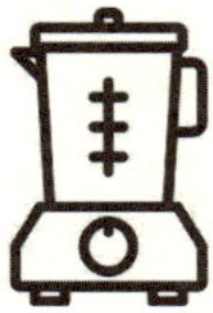

Liquidificador

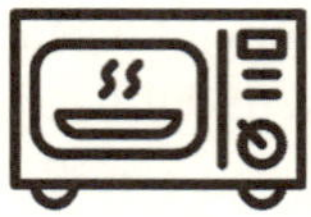

Micro-ondas

Forno elétrico

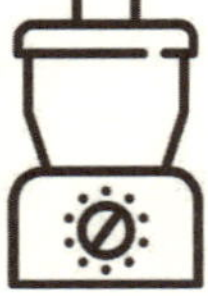

Processador

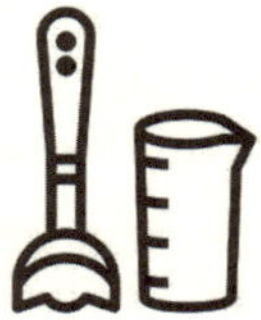

Mixer portátil

Escolha o tamanho mais adequado para o espaço que possui em sua cozinha e a marca de sua preferência. Para o processador e mixer, minha sugestão é escolher os que possuem uma boa potência. Opte por processadores com poucas peças, pois são mais fáceis de utilizar e lavar.

Caso sinta necessidade de incluir outros eletroportáteis em sua lista, você pode comprar: air fryer, batedeira, chaleira elétrica, panela elétrica, balança de cozinha, torradeira, máquina de waffle, cafeteira, entre outros.

Panelas.

Boas panelas são o ponto chave para preparações saborosas, práticas e saudáveis. Elas geram grande polêmica entre os cozinheiros e representam um investimento considerável na sua cozinha.

Por que elas geram polêmica? Quando eu fiquei doente e precisei mudar minha alimentação, a primeira compra que fiz foi de uma panela de cerâmica. Ao ler a cartilha de recomendações que recebi e mais algumas leituras sobre o mundo da cozinha, deparei-me com a realidade sobre as toxinas liberadas por determinados materiais, fundos raspados e corroídos devido ao uso.

A polêmica: qual a melhor panela para cozinhar sem prejudicar a nossa saúde?

As panelas de alumínio são baratas e motivo de discussão. Estudos apontam que são prejudiciais, mas o que deixo aqui é uma reflexão. Tudo é uma questão de conhecimento, investimento e escolha.

O inox é um material muito utilizado em cozinhas. Sabemos que é um material resistente, não interfere no sabor dos alimentos e não libera partículas metálicas tóxicas, como é o caso do alumínio. Porém, a polêmica está na composição do inox, que leva níquel, material extremamente tóxico que desprende da panela com o uso ao longo do tempo. Além disso, são panelas caras e exigem uma certa habilidade na cozinha.

Já as panelas de ferro trazem alguns benefícios à saúde. Quanto mais você usa, melhor a panela fica. Mantém o calor e pode ser levada ao forno. Nesse tipo de panela é possível cozinhar desde carnes até pães e tortas. Toda esta versatilidade somada a um valor que não é exorbitante, tornam este tipo de panela uma ótima opção para se ter em casa.

As mais polêmicas, e provavelmente as mais vendidas no mercado, são as panelas antiaderentes. Em sua composição constam o ácido perfluorooctanóico (PFOA) e o politetrafluoretileno (PTFE). Nomes feios e com razão. O PTEE, quando exposto a altas temperaturas, libera gases tóxicos, como os fluorocarbonos. Já o PFOA tem sido objeto de estudos que indicam uma provável relação com algumas doenças. Logo, se sua panela antiaderente estiver riscada ou com a superfície desprendendo, descarte-a imediatamente.

Panelas de cerâmica estão na lista dos grandes investimentos que valem a pena. São fáceis de limpar, antiaderentes e conservam o calor. Mesmo assim, é preciso ter cuidado com a certificação do uso de materiais atóxicos em sua fabricação. Infelizmente, não é só sair comprando.

Temos ainda as panelas de vidro. Não são muito comuns, mas aos poucos estão ganhando espaço no mercado. É um modelo seguro para a saúde, fácil de limpar e não libera nenhum tipo de substância para os alimentos durante o preparo. Porém, são caras, pesadas e frágeis.

Há outros modelos disponíveis no mercado, mas acredito que essas são suficientes para uma breve reflexão sobre o tema. Com as descrições acima, você terá condições de escolher o material mais adequado para o seu estilo de vida e disponibilidade de investimento.

Em termos de panela, considero um bom começo para sua cozinha:

• ter pelo menos três panelas, de tamanhos diferentes (pequena, média e grande);

• ter pelo menos uma panela de ferro (escolha o tamanho que melhor corresponde a sua necessidade);

• uma panela de pressão, pois acelera o processo de cozimento dos alimentos, economiza gás e pode ser utilizada para uma infinidade de preparações;

• uma frigideira antiaderente de boa qualidade e no tamanho que for mais útil para você (aqui vale um bom investimento, pois as mais baratas liberam substâncias tóxicas).

A relação de utensílios é um pouquinho maior. São itens mais baratos e que ocupam menos espaço. Porém, servem para facilitar o preparo das refeições e tornar a sua vida na cozinha muito mais leve e prática.

Tábua de corte	Funcional e prática, a tábua serve para cortar, preparar e até mesmo servir os alimentos. Tenha, pelo menos, duas na sua cozinha, uma para salgado e outra para doce. Opte pelas tábuas de polietileno, bambu ou madeira. As de vidro acabam com o fio das facas.

Espátula de silicone	São confeccionadas em tamanhos diversos e servem para mexer, misturar ou alisar superfícies de bolos e tortas. A espátula tipo "pão duro" é o modelo mais comum. Algumas são totalmente de silicone e outras possuem cabo de madeira, bambu, acrílico ou inox. Os modelos maiores são ideais para mexer panelas e *bowls*, enquanto os menores são usados para bolos, tortas e tigelas pequenas. Tenha no mínimo duas unidades na sua cozinha.
Colher de madeira	Com forte tradição, afeto e memória na cozinha, as colheres de madeira se destacam pela beleza e eficiência. Você irá utilizá-las na elaboração e apresentação dos pratos. A colher de bambu é uma das opções mais aceitas devido ao apelo ambiental, a estética e a facilidade na higienização. Pode comprar pelo menos três unidades. Você irá utilizar muito!
Faca do chef	A faca do chef possui de 15 a 30 cm. A ponta ligeiramente curvada permite que ela deslize na tábua enquanto corta o alimento. Se puder investir em boas facas, invista! As de aço inoxidável ou cerâmica são ótimas opções.
Faca para legumes	Faca multiuso de extrema importância para a cozinha. É muito menor que a faca do chef, o que permite descascar vegetais e fazer trabalhos que exigem precisão, como retirar sementes de pimentão ou enfeitar um prato, por exemplo.
Facas diversas	Você também pode ter uma faca para cortar pão e uma faca Santoku, muito utilizada para cortar, picar e fatiar. A faca Santoku tem bolsões de ar nas laterais que auxiliam o alimento a desgrudar com mais facilidade.

Descascador de alimentos	Parece desnecessário, mas facilita muito a vida na cozinha. Pode ser utilizado para praticamente todos os tipos de legumes existentes e até mesmo algumas frutas. Além disso, é mais ergonômico e seguro do que usar uma faca, pois dificilmente a lâmina se aproxima dos dedos ou das mãos durante o uso.
Ralador	Rápido, prático e excelente para o preparo de receitas que exigem pequenas partículas, fios ou lâminas de determinados alimentos. É possível encontrar produtos em aço inox, plástico ou alumínio, com acabamentos em plástico, silicone ou madeira. Geralmente possuem diferentes tipos de lâminas de corte. Os mais populares são em formato de torre, de cone, de plano, de espiral e elétrico. É interessante ter opções em tamanhos diferentes.
Assadeira	É possível encontrar assadeiras de diversos materiais e estilos. As mais comuns são de alumínio, vidro e cerâmica. Como apresentam características e objetivos diferentes, tudo depende do que você irá cozinhar. Tenha quantas julgar necessário, em vários tamanhos, retangular ou redonda.
Peneira	Muito útil no preparo de bolos, massas, bebidas, para polvilhar e decorar preparos, homogeneizar ingredientes líquidos ou em pó, entre outras funções. A melhor opção é inox. Porém, as peneiras de polipropileno (plástico) são equipadas com abas para encaixar nos recipientes, o que torna tudo mais prático.
Xícaras e colheres medidoras	Excelentes para usar as medidas corretas no preparo de receitas, sem precisar de balança. As medidas são universais. Opte por modelos com fácil visualização das medidas.

Abridor de latas	Existem modelos em alumínio, aço inox ou plástico com lâminas em aço.
Funil	Nem sempre lembramos de comprar, mas o funil é um utensílio simples e funcional. É fundamental para transferir líquidos e outros ingredientes de um recipiente para outro sem fazer aquela bagunça na cozinha.
Luva de cozinha	É térmica e protege nossas mãos ao pegarmos travessas e panelas em altas temperaturas. Os materiais mais comuns são neopreme, silicone e ferpa térmica.
Tampa para micro-ondas	Ajuda a preparar e esquentar as refeições com mais segurança e limpeza.
Forma de gelo	Além de utilizar para fazer gelo, é importante ter algumas unidades extras para outras preparações culinárias. As formas podem ser utilizadas para congelar caldos, molhos, sucos, temperos e assim por diante.
Jarra medidora	Assim como as colheres e xícaras medidoras, com a jarra fica muito mais fácil determinar a quantidade (em ml) de certos ingredientes a serem adicionados em uma receita.
Secadora de salada	Ideal para secar folhas e deixá-las prontas para servir. Ela retira toda a água dos alimentos, enquanto sua base gira com o acionamento de uma manivela. É possível encontrar em plástico, inox ou acrílico.
Tesoura de cozinha	Com certeza facilita a vida na cozinha. Pode ser utilizada para diversos alimentos, como ervas, temperos, carnes, legumes e massas. A melhor opção é a tesoura em aço inoxidável, pois não enferruja e tem bom corte.

Rolo de massa	Você pode até pensar que não é útil, pois não faz massas em casa. Mas, quando menos espera, vai precisar dele em alguma receita. É resistente, durável e versátil para o preparo de massas, doces e salgados, além de diversas rotinas e preparos na cozinha.
Espremedor de cítricos	Utilizado principalmente para extrair o suco do limão sem entrar em contato direto com a fruta.
Cortador de legumes	Existem diversos modelos, desde o cortador até os que ralam, descascam e fatiam vegetais. Os mais conhecidos são o Manolin e o Julienne. Sabe aquele macarrão de abobrinha ou chips de batata que as pessoas fazem? É com este utensílio que a mágica acontece.
Pincel	Muito versátil para untar frigideiras e assadeiras ou eletroportáteis. Usados para espalhar azeite, manteiga e gema de ovo, o pincel de silicone é um dos itens mais utilizados na cozinha. São fáceis de lavar e não derretem com o calor.
Fouet	Sabe aquele molho que precisa bater para não empelotar? Ou aquela panqueca de café da manhã que você faz rapidinho? Esse é o utensílio ideal. Nem sempre precisamos usar a batedeira ou outro equipamento. O fouet, batedor de arame ou batedor de claras é muito usado para aeração, emulsões, mistura de alimentos e preparo de molhos.
Cortador de pizza	Mesmo que não tenha o hábito de fazer pizza em casa, provavelmente você já pediu uma pelo *delivery* que veio mal cortada. Utensílios como a faca tendem a arrastar o queijo e a cobertura da pizza para fora da massa. O cortador é o utensílio que faz o movimento correto do corte e mantém a estrutura do alimento intacta.

Escorredor de macarrão	Um bom escorredor deixa tudo mais prático. Os mais comuns são feitos em aço inoxidável, aço esmaltado, plástico e silicone.
Moedor	Esmaga e tritura ingredientes com o objetivo de tornar o sabor e o aroma mais intensos. Indispensável em qualquer cozinha. Há vários tipos: de sal, pimenta, temperos em geral, sementes, café e moedor universal. Opte por uma ou mais opções, de acordo com o que você mais prepara na cozinha.
Colheres	Colheres de cozinhar são indispensáveis. Por isso, tenha: **Colher de arroz:** é uma colher normal, mas maior. Pode ser utilizada também para feijão e cozidos em geral. **Escumadeira:** usada para separar o alimento do líquido em que foi preparado. Por exemplo: tirar as batatas fritas do óleo. **Garfo trinchante:** é o famoso garfão do churrasco. Com apenas dois dentes, ele serve para segurar a carne, retirar assados da churrasqueira, do forno ou da panela. **Concha:** é a concha de sopa, tão comum em casa de vó. Serve para pegar qualquer tipo de líquido e passar de um recipiente para outro. **Pegador de massa:** serve para pegar e escorrer massas. **Espátula:** alguns chamam de pá para fritura. É possível fritar ovo, hambúrguer, bife e tudo mais que vá para a frigideira. Parece muito com a escumadeira, mas geralmente tem uma ponta retangular com ranhuras no sentido vertical.

Há uma lista enorme de utensílios para cozinha disponíveis no mercado. Nas tabelas anteriores, listei os que considero básicos e essenciais para quem deseja se aventurar e iniciar um relacionamento com a cozinha.

Deixo também outros itens, para quando você estiver mais familiarizado com seu ambiente ou considere que faz sentido ter na sua cozinha:

mortar, tapete de silicone, abridor de tampas, timer, garrafas térmicas, abridor de coco, coador, balança, termômetro, separador de gemas, descascador de alho, ralador de cítricos, potes de vidro com tampa, potes herméticos, abridor de vinho, cumbucas, *bowls* e tigelas de diversos tamanhos, garrafas de vidro e sacos para coar bebidas vegetais.

CAPÍTULO III

Aconteça o que
acontecer,
seja protagonista
da sua vida,
das suas escolhas,
da sua cozinha
e da sua comida.

11. CONSIDERAÇÕES SOBRE COLOCAR O AVENTAL E NÃO PERDER TEMPO

Colocar o avental pode ser o mesmo que vestir. No dicionário informal, vestir significa cobrir com roupa ou veste; usar uma roupa de certo tecido. Entendo que vestir é mais do que isso. É decidir fazer algo, comprometer-se, tomar a ação. É dedicar-se de todo seu coração e com todo seu esforço para algo ou alguém.

A ideia que tenho sobre vestir o avental pode ser compreendida de duas formas. Uma delas certamente fará sentido para você.

"Avental no corpo" é uma metáfora. Uma figura de linguagem onde expresso a ação das nossas responsabilidades. O ato de fazer algo. Muitas vezes, nós sabemos sobre o que somos responsáveis, mas não tomamos iniciativa. Não partimos para a ação.

Todos os dias somos soterrados por informações, ensinamentos, receitas, notícias, consultas, conselhos de amigos e muito mais. O que fizemos com tudo isso? Na maioria das vezes, nada! Não passam de informações que deixamos na caixa de e-mail ou nos aplicativos do celular. Ficamos ansiosos pela quantidade de conteúdo que nos espera e não conseguimos fazer nada. Zero ação!

"Na zona de conforto, nada acontece". Colocar o avental é colocar em ação seus conhecimentos e suas responsabilidades. É dedicar-se pelo que te faz bem e para o que importa de fato. É apertar o *play*, o *start*, o *go*!

Com a dor, eu tive que colocar o avental da vida. Percebi que eu era a única responsável pelos meus atos e, especialmente, pela minha saúde. Tudo dependia da minha dedicação e responsabilidade. E isso era intransferível.

Por outro lado, o "avental no corpo" pode ser o ato de vestir o avental mesmo e ir para a cozinha. Até este capítulo, nós conversamos muito sobre a importância da alimentação, do ato de cozinhar e de cuidar da casa.

Pois bem, chegou a hora de vestir o avental, ir para a cozinha e colocar em prática os conhecimentos adquiridos. Chega de desculpas para comer mal. Diga-me... você não tem tempo para cuidar da sua saúde?

Parece que estou sendo irônica com a pergunta, mas milhares de pessoas simplesmente usam essa afirmação o tempo todo. Não tenho tempo, não tenho dinheiro, não tenho espaço físico. Tudo é válido na hora de justificar escolhas impróprias.

Agora chega! É hora de ser protagonista. Já limpamos, organizamos, separamos, fizemos escolhas e compras conscientes. Chegou o momento de vestir o avental e fazer tudo o que precisa ser feito para trazer ainda mais saúde para a sua vida.

12. HIGIENIZAÇÃO

Depois de realizar sua compra consciente, há uma etapa muito importante antes de iniciar o preparo das refeições: a higienização. Uma alimentação saudável requer alimentos limpos.

Alimentos frescos, como verduras, frutas e legumes, podem conter impurezas do local onde estavam armazenados, micróbios ou parasitas. O mesmo vale para os produtos embalados. Não sabemos como foram manuseados ou estocados. O ideal é lavar tudo antes de guardar para evitar contaminações nos preparos.

Para os alimentos embalados, avalie o que é mais adequado. Se a embalagem permitir, lave. Se não, faça higienização externa. A lavagem pode ser feita com água e detergente. Já para higienizar, utilize álcool 70%, solução sanitária diluída ou mesmo um produto de limpeza multiuso.

A higienização dos alimentos frescos (frutas, legumes e verduras) deve passar por um processo também conhecido como sanitização. Se você não sabe o que é, não se preocupe, irá conhecê-lo agora!

1. Faça a limpeza ou escolha. É a etapa inicial do pré-preparo e consiste na retirada das partes não comestíveis dos alimentos. Pode ser aplicada em carnes, com a retirada de aparas, nervos e gorduras; verduras, descarte de folhas deterioradas ou murchas; grãos, com a retirada de sujidades; e frutas e legumes, por meio da separação de partes ou frutos deteriorados.

2. Lave tudo em água corrente, exceto carnes, que não necessitam ser lavadas, e grãos, que devem ser lavados no momento do uso.

3. Coloque legumes, folhas e verduras em uma solução de hipoclorito de sódio por 15 minutos. Você pode utilizar água sanitária própria para uso em alimentos (sempre olhe o rótulo antes de usar). A proporção é 1 colher de sopa do produto para 1 litro de água.

4. Enxágue tudo em água potável corrente. Legumes, frutas e hortaliças, uma a uma, folha por folha.

5. Seque antes de guardar. Após enxaguar, deixe escorrer o excesso de água e seque com papel toalha. Você pode utilizar o secador de louças, previamente limpo, para escorrer frutas e legumes. Para as folhas, o ideal é usar a secadora de salada (lembra dela? Está lá na nossa lista de utensílios no capítulo II). Depois que tudo estiver sequinho, é só guardar ou preparar.

A higienização deve ser feita em todos os alimentos, exceto em carnes e grãos (como orientamos anteriormente). Para os alimentos que possuem cascas irregulares, como o abacaxi e a abóbora cabotiá, o ideal é ter uma escova para remover o acúmulo de sujidades, antes de colocá-los na solução clorada. Você pode comprar uma escova específica para higienizar frutas e legumes ou utilizar uma escova de cerdas macias. Lembre-se, esta escova deve ser reservada somente para essa finalidade.

Por outro lado, temos os alimentos mais sensíveis, como é o caso do morango. Ao utilizar a mesma solução para higienizar todas as frutas, deixe o morango por menos tempo. Sua superfície delicada pode começar a estragar ou amolecer, somente pelo fato de estar imerso em água.

Algumas referências do Ceagesp nos orientam quanto à durabilidade de legumes, frutas e hortaliças.

Durabilidade	Produto
ALTA	Batata, cebola, alho, abóbora.
MÉDIA	Cenoura, nabo, rabanete, cará, mandioca, batata-doce, tomate, berinjela, abobrinha, pimentão, pepino e quiabo.
BAIXA	Mandioquinha, milho verde, ervilha.

Hortaliças folhosas, no geral, são muito sensíveis à perda de água. A mais consumida é a alface, sendo a alface manteiga a mais sensível e as alfaces crespa e americana as mais resistentes.

Durabilidade	Produto
ALTA	Repolho.
MÉDIA	Couve, couve-flor, alface americana, brócolis ninja, alho poró, hortelã.
BAIXA	Brócolis ramoso, aspargo, salsa, cebolinha, coentro, alface lisa, rúcula.

Grande parte das frutas amadurecem depois de colhidas. Banana, mamão e manga são alguns exemplos. Podemos comprar frutas em diferentes estágios de amadurecimento. Essa característica pode ser utilizada para pensar em uma escala de consumo, comprando frutos mais maduros para consumo imediato e frutos mais "verdes" para consumir depois.

Durabilidade	Produto
ALTA	Maçã, pera.
MÉDIA	**Amadurecem depois de colhidas:** Banana, mamão, maracujá, acerola, goiaba, jaca, manga. **Não amadurecem depois de colhidas:** Abacaxi, melão, melancia, carambola, uva, jambo, laranja e limão.
BAIXA	Morango, caqui, figo, abacate, ameixa, pêssego, frutos de caroço em geral.

FONTE: Ceagesp.

13. ARMAZENAMENTO E CONSERVAÇÃO

Um freezer e uma geladeira bem organizados têm seu valor. Eles são a chave para a saúde e a economia doméstica.

Porém, nem tudo vai para a geladeira. A maioria das pessoas tem o hábito de refrigerar tudo, pois acredita ser o melhor local para conservar os alimentos. O que acontece é que muitas frutas e hortaliças podem ter aparência e qualidade prejudicadas, quando colocadas na geladeira.

Além disso, algumas frutas são grandes emissoras de etileno, um gás natural que estimula seu amadurecimento. É o caso da banana, maçã, tomate, mamão, abacate, manga e pera. O ideal é que estes vegetais fiquem longe de alimentos que emitem pouco etileno e são mais sensíveis a este gás, como batatas, hortaliças, brócolis e pepino. Quem aí costuma colocar tudo junto e misturado na gaveta da geladeira?

Outros alimentos *in natura* estragam com maior facilidade. Carnes, queijos, ovos, manteiga e preparações culinárias prontas devem sim ser refrigeradas.

Já os alimentos não perecíveis, como arroz, feijão, farinhas em geral, óleos, açúcar, sal e leite em pó devem ser armazenados em local seco e arejado, em temperatura ambiente e longe dos raios solares. O mesmo pode ser feito para alguns tipos de frutas, de verduras e de legumes.

Na tabela a seguir, da Ceagesp, fica mais claro qual é a durabilidade de determinados alimentos, o melhor local para armazená-los e algumas sugestões do que pode ser feito para garantir sua conservação por mais tempo.

LEGUMES E HORTALIÇAS

Durabilidade	Produtos	Armazenamento	Sugestão de conservação
ALTA	Batata; Cebola; Alho; Abóbora.	Armazenar em local fresco e arejado.	A batata pode ser guardada em local fresco e arejado, dentro de um saco de papel. Assim, fica mais protegida da luz e dura mais.

MÉDIA	Couve; Alface americana; Brócolis ninja; Couve-flor; Repolho; Berinjela; Jiló; Pepino; Quiabo; Pimenta; Pimentão; Cenoura; Beterraba; Mandioca; Batata doce; Tomate.	Podem ser armazenados tanto dentro, quanto fora da geladeira por curtos períodos (alguns dias).	O tomate amadurece durante o armazenamento, portanto, para conservar verde por mais tempo, a alternativa é colocar na geladeira. Para amadurecer mais rápido, colocar na bancada da cozinha ou fruteira. Para os demais o ideal é levá-los a geladeira, assim conservam melhor. Eles podem ser higienizados e armazenados na geladeira até o momento do uso.

BAIXA	Mandio quinha (batata baroa); Milho verde; Ervilha; Brócolis ramoso; Aspargo; Alface lisa; Rúcula; Agrião.	Devem ser armazenados na geladeira.	Podem ser higienizados e armazenados na geladeira até o momento do uso. Alface, rúcula e agrião não devem encostar na lateral "do fundo" da geladeira. A temperatura mais baixa pode "queimar" as folhas.

FRUTAS

Durabilidade	Produtos	Armazenamento	Sugestão de conservação
ALTA	Maçã; Pera.	Armazenar em geladeira.	Manter refrigerada.
MÉDIA	Banana; Mamão; Manga.	Não devem ser armazenados em geladeira.	Amadurecem depois de colhidas. Em caso de fracionamento da fruta, armazenar em potes de vidro ou plástico e manter refrigerado.

	Abacaxi	Armazenar na geladeira somente depois de descascado.	Não amadurece depois de colhido.
	Laranja; Limão.	Armazenar na geladeira.	Não amadurecem depois de colhidos.
	Maracujá	O maracujá maduro pode ser conservado em geladeira. Quando verde, no entanto, deve ser conservado em lugar fresco e seco.	Amadurece depois de colhido.
BAIXA	Ameixa; Pêssego; Frutos com carroço.	Armazenar na geladeira.	Amadurecem depois de colhidos.
	Morangos	Armazenar na geladeira	Não amadurecem depois de colhidos.

FONTE: Ceagesp

Quando o assunto é congelar alimentos, surgem muitas dúvidas. O que posso congelar? Como faço? Qual a embalagem ideal? Isso sem contar na diferença entre congelador e freezer. Nunca pensou nisso?

Bem, eu também não sabia, mas há diferença entre um e outro. Ao fazer uma leitura entre as diferentes marcas de freezers e geladeiras, é possível encontrar a mesma resposta. As duas diferenças básicas são: temperatura e localização do compartimento na geladeira.

1. Freezer e congelador têm capacidades de refrigeração diferentes. Isso impacta diretamente na conservação dos alimentos de forma saudável e sem desperdícios. O congelador atinge cerca de -6°C, enquanto o freezer pode chegar a -20°C, o que aumenta a durabilidade do alimento congelado.

2. Outra diferença é o tamanho e a localização. O freezer tem um compartimento à parte, separado da geladeira. É muito comum em geladeiras que possuem duas portas. Uma delas é para o freezer. Ele também pode ser um equipamento independente. Já aquelas geladeiras com uma única porta, possuem congelador e não freezer. O congelador é acoplado.

Entre essas diferenças, há ainda um meio termo. Alguns modelos de geladeira duplex, com uma porta, possuem capacidade de armazenamento de freezer. É uma espécie de prateleira identificada como freezer, onde você pode armazenar alimentos que necessitam de um turbo a mais ou de um período maior.

Pesquise sobre a marca e o modelo da sua geladeira para identificar quais são os compartimentos disponíveis, capacidade de armazenamento e temperatura. Assim, ficará mais fácil identificar o local adequado para guardar seus alimentos.

Outra dúvida bastante recorrente é sobre o valor nutricional dos alimentos congelados. É verdade que eles perdem nutrientes durante o congelamento?

Sim, existem perdas. Porém, com os cuidados necessários e com as técnicas corretas, essas perdas podem ser reduzidas ou mesmo irrelevantes.

A vitamina C, por exemplo, é um componente importantíssimo para a saúde do nosso sistema imunológico e para absorção de ferro. Ela é super sensível à oxidação (contato com o oxigênio), à ação de algumas enzimas e à variação de temperatura. Ela pode ser perdida em diversas situações, desde o momento em que tiramos o fruto da árvore, ao descascar e até mesmo ao envelhecer na fruteira.

Com tantas perdas, parece que não conseguiremos aproveitar nada de vitamina C, não é mesmo? Mas calma! As perdas são pequenas. Este é apenas um exemplo de como a conservação e manipulação dos alimentos interfere nos nutrientes que ingerimos.

Considerando a quantidade de vitamina C que algumas frutas possuem e mais o que ingerimos por meio de uma alimentação equilibrada, o congelamento não terá um impacto tão significativo assim. Basta fazer o processo corretamente.

Outra forma de perder nutrientes é o descongelamento. Congelar e descongelar alimentos *in natura* danifica sua parede celular. É fácil perceber que durante o processo de descongelamento, a maioria dos alimentos libera água. Isso acontece em função da perda de estrutura do alimento. Também é comum a alteração na textura de algumas frutas.

No líquido que os alimentos soltam durante o descongelamento, existem muitas vitaminas e minerais solúveis em água. Logo, ao descartar o líquido, estamos descartando também nutrientes.

Algumas técnicas para minimizar essas perdas são:

1. Branqueamento. Alimentos cozidos perdem menos água do que alimentos crus. O branqueamento é uma técnica utilizada para que frutas e hortaliças preservem cor, textura e sabor mesmo após o congelamento. A técnica consiste em colocar pedaços de hortaliças em água fervente ou vapor por um período que pode variar de 1 a 10 minutos, dependendo do alimento. Após esse tempo, os vegetais são resfriados rapidamente até a temperatura ambiente para evitar o amolecimento excessivo dos tecidos. O ideal é retirar da água fervente e mergulhá-los em uma tigela de água com gelo. Esse processo inativa enzimas, o que reduz fortemente a perda de qualidade dos produtos, garantindo a uniformidade na cor das hortaliças e proporcionando melhor textura ao produto final.

2. Congele alimentos cozidos. Ao congelar alimentos cozidos, com o caldo, evitamos a perda de nutrientes pela água. Quando você cozinha feijão e congela, mesmo que o grão perca um pouco de nutrientes, ele será consumido junto com o caldo que estará preservado. Por isso, não há alteração no sabor e nem na textura do alimento.

3. Procure consumir frutas e hortaliças sempre frescas. É sempre mais interessante, mas às vezes, para não gerar desperdícios, a alternativa é congelar. Elas podem ser congeladas logo após a higienização. Procure sempre escolher alimentos em boas condições de consumo, pois o congelamento apenas preserva o produto e não melhora a sua condição. Também evite congelar quando a fruta está "quase perdida" na fruteira ou na geladeira. Talvez ela já tenha passado do tempo e não vale a pena congelar. No caso de legumes e hortaliças, congele em porções e as identifique para facilitar a escolha e o descongelamento sem desperdício. As frutas podem ser congeladas ao natural ou com adição de açúcar (em calda ou forma de purê). Frutas congeladas são ótimas opções para *smoothies*, sorvetes, vitaminas e sobremesas.

O congelador ou o freezer pode ser um grande aliado para quem tem uma rotina muito corrida. Quem trabalha fora o dia todo, para as mamães ou mesmo quem mora sozinho. Com um pouco de organização, é possível ter algumas comidinhas pré-prontas ou alimentos congelados para o consumo rápido. Isso permite ter autonomia na cozinha, além de facilitar nosso dia a dia.

Pensando nisso, separei uma relação de ingredientes e preparações prontas que você pode congelar e facilitar sua vida. Mais adiante, apresentarei também o que não se deve congelar, para evitar ciladas na sua cozinha.

MELHORES ingredientes e preparações prontas para congelar:

• Frutas ou polpas para vitaminas, sucos e smoothies;
• Vegetais branqueados;
• Leite para usar em receitas;
• Proteínas cruas em geral: carne, frango, peixe, frutos do mar;
• Castanhas, nozes e sementes (é necessário torrar levemente ao descongelar ou usar em leites vegetais);
• Caldos caseiros em formas de gelo ou em potes ou sacos bem fechados;
• Talos e folhas para futuros caldos;
• Temperos verdes picados para preparações cozidas;
• Manteiga;
• Claras;
• Queijos ralados;
• Arroz e quinoa (*all dentes*);
• Feijão com caldo;
•Lasanha,
• Fricassé e escondidinho;
• Sopas cremosas e molhos (ideal não ter leite nas preparações);
• Massas de biscoito e tortas cruas;
• Pães já assados;
• Hambúrgueres, nuggets e almôndegas caseiros;
• Carnes cozidas com molho e outros ensopados;

- Panquecas prontas;
- Carnes temperadas e carnes em marinadas;
- Bolos e muffins assados;
- Purês de vegetais ou tubérculos.

PIORES ingredientes e preparações para congelar ou que não podem ser congelados:

- Maionese, pois o óleo se separa dos demais ingredientes;
- Gelatina pronta (ela cristaliza);
- Vegetais verdes crus (folhas, tomates, pepinos), pois possuem muita água e alteram suas propriedades (exceto talos de folhas que serão utilizados posteriormente para sucos e caldos);
- Batata e outros tubérculos (exceto mandioca), pois perdem o sabor e a textura;
- Ovos cozidos ou crus com casca (a gema fica granulada);
- Massas cozidas;
- Manjares e pudins à base de amido de milho (suas propriedades são alteradas);
- Carne salgada ou defumada (suas propriedades são alteradas);
- Creme de leite, doces caramelizados, leite fresco, iogurte, picles, pudim de clara ou leite condensado e curau (suas propriedades são alteradas);
- Ervas frescas para preparações cruas ou para enfeitar pratos;
- Comidas já fritas;
- Saladas;
- Merengues e suspiros;
- Refogados com vegetais muito cozidos.

Agora que você já sabe o que pode e o que não pode ser congelado, procure separar os alimentos por porções. Você sabe o quanto consome de cada alimento, certo? Assim fica mais fácil descongelar carnes e frutas para suas preparações.

Evite colocar alimentos em cima das formas de gelo, para não contaminar os cubos. Procure também, separar os alimentos cozidos dos crus. Além de facilitar a identificação no dia a dia, essa iniciativa minimiza possíveis contaminações e prioriza o que deve ser consumido.

Outra forma de evitar contaminação é retirar todo o ar de dentro dos pacotes ou sacos antes do armazenamento.

Uma pergunta recorrente é: por quanto tempo posso congelar os alimentos?

Há muitos autores que trazem tabelas de congelamento. Como meu objetivo é compartilhar vivências, conhecimento e praticidade, não senti necessidade de inserir mais uma tabela aqui. Já conversamos muito sobre os cuidados no congelamento de alimentos.

Uma sugestão é observar o congelador da sua própria geladeira. A maioria traz uma etiqueta com uma pequena tabela de tempo para o armazenamento dos principais itens alimentícios.

A regra geral é que os alimentos se mantêm bem no congelador por até 3 meses, mas varia muito de comida para comida. O tempo limite varia de 3 a 12 meses. É sempre importante monitorar. O processo de congelamento paralisa o desenvolvimento dos microrganismos patogênicos e deteriorantes. Por isso, a conservação é tão longa.

Um congelador organizado facilita o armazenamento e o descongelamento dos alimentos. O uso de recipientes pode auxiliar nessa organização.

1. Potes de vidro. São ideais para realizar o congelamento, principalmente os herméticos. No entanto, alguns potes não resistem a baixas temperaturas. Nem todos os vidros que temos em nossa cozinha podem ir ao freezer. Isso já aconteceu comigo. Há alguns anos, tive a ideia de congelar molho de tomate caseiro em um vidro de pepino. Sabe o que aconteceu? O vidro inteiro rachou. Tive que jogar tudo fora e ainda fiquei com aquela dúvida se havia caído algum resquício de vidro no congelador ou não. Outro cuidado importante é nunca encher o pote até o topo. Deixe sempre um espaço vazio de 3 a 4 dedos. Isso evitará que os líquidos, ao congelarem, expandam e façam o pote quebrar, rachar ou até explodir. Pode ser que isso tenha acontecido comigo, mas não me recordo se preenchi todo o pote ou não. Evite também retirar o recipiente do congelador e levar direto para o micro-ondas ou para a água quente. O choque térmico pode quebrá-lo. O processo ideal para descongelar é deixar o pote na geladeira por algumas horas ou de um dia para o outro. Você também pode colocar em banho-maria, começando com a água fria para não haver o choque térmico.

2. Potes de plástico. Você já sabe que o plástico não é bom para o meio ambiente. Porém, se não puder trocar todos os seus potes de plástico para vidro nesse momento, utilize-os com cuidado. O bisfenol A, também conhecido como BPA, é um elemento químico que compõe a estrutura de polímeros e revestimentos de alto desempenho, como plásticos policarbonatos e resinas epóxi. Esse composto está presente em computadores, eletrodomésticos, brinquedos, talheres descartáveis, revestimentos de latas para comidas e bebidas, entre tantos outros itens. Para se ter uma ideia, no Brasil, a Agência de Vigilância Sanitária (Anvisa) proibiu a produção e importação de mamadeiras que contenham BPA. Por isso, fique atento! Na hora de comprar ou usar seus potes, verifique se possuem o selo livre de BPA ou os símbolos de reciclagem 3 (PVC) e 7 (PC), pois podem conter BPA. O BPA e outros tipos de bisfenóis são liberados em maiores quantidades quando o plástico é aquecido ou resfriado. Por isso, dentro do possível, não aqueça ou leve ao freezer alimentos acondicionados em potes de plástico. Evite também o consumo de alimentos enlatados, pois o bisfenol é utilizado como resina epóxi no revestimento interno das latas. Não teve outro jeito e precisou congelar em pote de plástico, não aqueça no micro-ondas para descongelar. Deixe o pote na geladeira por algumas horas ou de um dia para o outro. Outra opção é descongelar até as bordas soltarem para depois transferir o bloco de comida congelada para um recipiente adequado e terminar o processo no micro-ondas, diretamente na panela ou na assadeira.

3. Sacos plásticos ou de silicone. Para mim, os sacos plásticos mais indicados são aqueles com fechamento zip. Eles podem ser reutilizados, desde que bem cuidados e higienizados corretamente. Existem também os sacos de silicone, feitos especialmente para o congelador e que podem ser reutilizados sempre que necessário. Ainda não são populares no Brasil, mas aos poucos vejo que o acesso e as ofertas deste produto estão aumentando. Os sacos podem ser utilizados para armazenar frutas, vegetais, porções de pães, muffins, pães de queijo, temperos, enfim, uma grande variedade de alimentos.

O que serve para todas as situações anteriores? É essencial que potes e sacos estejam limpos, bem fechados e identificados com a data de congelamento. É assim que se mantém um congelador organizado e com alimentos confiáveis para o consumo de toda a família.

O descongelamento é um momento delicado. Já falei um pouco sobre isso nos itens anteriores, mas seguem mais algumas sugestões para que seus alimentos se mantenham seguros, com boa textura e sabor.

1. Em temperatura ambiente. Somente alimentos que descongelam completamente em menos de duas horas, como pães, panquecas, vegetais branqueados e biscoitos. Os alimentos que demoram mais do que isso, não devem ficar em temperatura ambiente, no sol ou água corrente para descongelar. Longos períodos fazem com que o exterior do alimento descongele mais rápido do que o interior. Assim, a superfície descongelada fica em temperatura favorável para o desenvolvimento de microrganismos causadores de doenças.

2. Micro-ondas. É uma boa opção para quando estamos com pressa. Mas cuidado! Se optar pelo micro-ondas, utilize recipientes de vidro ou cerâmica. Observe se não está ressecando demais os alimentos e procure não descongelar carnes desta forma, pois a tendência é cozinhar as partes mais superficiais do alimento.

3. Na geladeira. É o melhor método para descongelar. Ao colocar na geladeira, o alimento descongela vagarosamente em temperatura segura. Depois, é só aquecer no micro-ondas, forno ou fogão.

4. No forno. Algumas comidas podem ser descongeladas direto no forno. É o caso de pães, torradas e bolos já assados ou massas como as de pão de queijo e cookies. Lasanhas, fricassés e escondidinhos também podem ser descongelados no forno a partir de uma temperatura baixa (não pré-aqueça o forno).

5. No banho-maria ou vapor. Muitas comidas descongelam bem dessa forma. Esses métodos são gentis e não ressecam a comida. Gosto de usar para vegetais (vapor), arroz (vapor), feijão, sopas e ensopados (banho-maria).

6. Direto na panela. Funciona bem para alimentos com bastante caldo, como molhos, sopas e ensopados. Eles podem ser descongelados diretamente na panela, assim como vegetais que passaram pela técnica de branqueamento. Direto do freezer para a frigideira ou panela. Super prático!

14. APROVEITAMENTO INTEGRAL DOS ALIMENTOS

Para finalizar esse capítulo, gostaria de chamar atenção para um tema muito importante: o desperdício.

Ao adotar uma alimentação mais saudável, você adquire novos hábitos. Esses trazem outros novos hábitos e, pouco a pouco, vamos mudando nosso estilo de vida. Começa pelo alimento, passa por escolhas mais conscientes, preocupação com o meio ambiente, contemplação da natureza, necessidade de praticar uma atividade física, gratidão pelas pequenas coisas e assim por diante.

Algo que considero essencial hoje é a conscientização em relação ao desperdício. Para quem praticamente não comia nada de frutas, verduras e legumes, hoje não tenho coragem de jogar folhas e talos no lixo. Procuro aproveitar ao máximo cada alimento. Com isso, é possível criar novas receitas, reduzir custos com alimentação e melhorar a qualidade nutricional do meu cardápio.

Existem várias formas de evitar o desperdício e nós já falamos sobre elas. No momento das compras, além de escolhas conscientes, você pode optar pelas frutas e hortaliças da época, pois estão mais frescas. Além disso, agora você já sabe como higienizar, armazenar e conservar seus alimentos corretamente, evitando perdas desnecessárias.

Outra maneira muito interessante é preparar apenas a quantidade de refeição necessária para sua família. As perdas não ocorrem somente em plantações, no transporte ou armazenamento inadequado, mas dentro das nossas casas.

Quantas vezes nos deparamos com aquela mesa farta no domingo, durante o almoço em família? Na minha casa isso já aconteceu várias vezes e vejo isso acontecendo em outras casas também. E pior, isso é frequente. As pessoas têm o hábito de cozinhar a mais, tem medo de faltar comida, acreditam que faltar comida à mesa é algo feio, principalmente quando recebem visita.

Feio mesmo é jogar comida fora! Não é porque ninguém está vendo, que nossa consciência deve ficar tranquila em relação a isso. Pessoas morrem de fome todos os dias e não podemos pensar que isso é normal.

Diga não ao desperdício na sua casa, no restaurante, no trabalho, na sociedade. Não compre o que não irá consumir, não exagere ao servir seu prato no restaurante, não prepare o dobro de comida apenas porque irá receber uma pessoa na sua casa. Seja consciente!

Para te ajudar neste processo, separei algumas sugestões de como evitar o desperdício de alimentos.

1. **Compre bem:** opte por hortaliças e frutas da estação.

2. **Conserve bem:** armazene os alimentos em locais limpos, adequados e em temperatura ideal para cada tipo de alimento.

3. **Prepare bem:** utilize as técnicas corretas para cada alimento e prepare apenas a quantidade necessária para sua família.

Você também pode aproveitar sobras e aparas de alimentos, desde que mantidas em condições seguras para o preparo.

Alimento (sobras e aparas)	**Como aproveitar**
Carne assada	Croquete, omelete, tortas, recheio, molhos, etc.
Carne moída	Croquete, recheio de panqueca e bolo salgado.
Arroz	Bolinho, arroz de forno, risotos.
Macarrão	Salada ou misturado com ovos batidos.
Hortaliças	Farofa, panquecas, sopas, purês.
Peixes e frango	Suflê, risoto, recheio, bolo salgado.
Feijão	Tutu, feijão tropeiro, virado e bolinhos.
Pão	Pudim, torradas, farinha de rosca, rabanada.
Frutas maduras	Doces, bolo, sucos, smoothies, vitaminas, geleia.
Leite talhado	Doce de leite.

Aproveite também a água do cozimento de batatas, beterraba, cenoura, entre outros. Ela concentra as vitaminas hidrossolúveis, que podem enriquecer purês, arroz e gelatinas.

Alguns alimentos podem ser aproveitados de modo integral. São eles:

- Folhas de cenoura, beterraba, batata-doce, nabo, couve-flor, abóbora, mostarda, hortelã e rabanete;

- Cascas de batata inglesa, banana, tangerina, laranja, mamão, pepino, maçã, abacaxi, berinjela, beterraba, melão, maracujá, goiaba, manga, abóbora;

- Cascas de frutas como goiaba, mamão e abacaxi para preparar sucos no liquidificador. O bagaço do suco (que sobra na peneira) pode ser aproveitado para preparar brigadeiros e bolos;

- Cascas da batata e mandioquinha podem ser assadas em forno ou fritas para servir como aperitivo;

- Cascas da laranja são ricas em cálcio. Você pode secá-las para usar em chás ou simplesmente caramelizar ou aromatizar pratos doces à base de leite;

- Talos de couve-flor, cenoura, brócolis, beterraba;

- Entrecascas de melancia e maracujá;

- Sementes de abóbora, melão e jaca;

- Nata;

- Pão amanhecido;

- Pés e pescoço de galinha;

- Tutano de boi.

Você consegue perceber quanta coisa legal conseguimos fazer na nossa cozinha? Para aproveitar tudinho, basta conservar bem seus alimentos, mantendo-os em condições seguras até o momento do preparo.

Não vamos ser grandes acumulares de comida. Vamos comprar e consumir somente o necessário para manter uma alimentação equilibrada e uma vida com saúde.

CAPÍTULO IV

Demorei,
mas aprendi.
Uma atitude em
prática, vale mais do
que mil conselhos.

15. PLANEJAMENTO SEMANAL

Participação especial da Nutricionista Juliana Aiko Watanabe Tanaka

Muitas pessoas têm dificuldade em criar preparações na hora ou simplesmente não têm tempo para fazer isso. Nesses casos, é comum recorrer a um restaurante, lanches ou petiscos nada saudáveis. Uma forma inteligente, econômica e saudável de resolver esse problema é planejar todas as refeições da semana em um único dia.

Um dos métodos mais eficazes para realizar o planejamento é simples: investir quinze minutos da sua semana para programar as refeições. É importante organizar as compras do mercado, verificar o que já possui na despensa, definir a maioria das refeições da semana e avaliar o que será possível fazer, considerando os demais compromissos pessoais e profissionais do período.

Um desafio importante na elaboração do cardápio semanal é o equilíbrio na apresentação do prato. Essa apresentação deve ser harmonizada por meio da seleção dos alimentos, levando-se em consideração os grupos alimentares. O ideal é envolver métodos de cocção diferentes, porém complementares. Entenda melhor esse conceito com os exemplos a seguir.

1. Seleção de alimentos. Equilíbrio entre tipos de alimentos complexos e simples. Por exemplo: frango grelhado (simples) com risoto de cogumelos (complexo).

2. Cores. A cor é sempre importante, principalmente na apresentação de um prato. A cor reforça o frescor, a qualidade e o modo de preparo adequado.

3. Variedade. Crie uma variedade de cores sem dar um efeito de "circo". Use tons terra com cores vibrantes, o efeito é ótimo. Em geral, os alimentos que combinam em sabor, naturalmente se harmonizam em cor.

4. Texturas. Métodos de cocção diferentes = texturas diferentes (suave, sólida, macia, crocante). Evite texturas parecidas no mesmo prato.

5. Sabores e temperos. Evite usar as mesmas ervas aromáticas e os mesmos condimentos para dar sabor. Não acrescente alho, ervas e pimenta em todos os componentes do prato. Os sabores devem se completar, por exemplo: condimentado com suave, defumado (salgado) com doce, cítrico com amargo.

Ao planejar o seu cardápio semanal, você conseguirá se alimentar de uma maneira mais saudável, prática e saborosa. Além de ganhar tempo na cozinha para realizar suas tarefas diárias.

Quando for ao supermercado, avalie o que há de produtos sazonais (da estação) e pesquise receitas baseadas no que há disponível.

Se você possui diversos livros de culinária, acessa sites variados de receitas ou segue mídias sociais voltadas a preparações culinárias, escolha algumas para fazer durante a semana. Esses são os meios mais comuns para variar o que irá cozinhar na semana. As escolhas de complexidade, tipos de receitas, número de ingredientes e tempo de preparo devem estar de acordo com as suas preferências alimentares, tempo disponível e orçamento.

Um exemplo prático para montar seu cardápio semanal é:

1. Escolha um alimento de cada grupo:

- Uma verdura + um legume para compor a salada;
- Um alimento fonte de carboidrato;
- Um alimento fonte de proteína vegetal;
- Um alimento fonte de proteína animal;
- Uma ou mais opções de verduras e legumes refogados ou cozidos;
- Uma fruta de sobremesa.

2. Escolha alimentos da sua preferência.

3. Inclua alimentos congelados ou embalados à vácuo (para ganhar tempo no preparo das refeições).

4. Tente preparar a proteína animal juntamente com um vegetal (verdura ou legume). Por exemplo: peixe assado com abóbora e tomatinho cereja, picadinho de carne com cenoura e vagem, frango xadrez (frango com pimentões).

5. Aproveite ao máximo os alimentos ou receitas prontas para criar outras preparações. Essas sobras podem ser armazenadas na geladeira ou freezer e serem utilizadas em outras refeições. Por exemplo: o molho vinagrete da berinjela grelhada pode ser servido juntamente com um sanduíche, a abóbora assada pode se transformar em um purê na próxima refeição, o antepasto de legumes do almoço pode ser servido com um pão de fermentação natural no lanche da tarde ou ser o recheio do pastelzinho de forno.

6. A seguir elaboramos um exemplo de cardápio semanal para o seu almoço!

Bom apetite!

TABELA DE VEGETAIS:

Verduras	Legumes
Alface (americana, roxa, lisa, frisée, mimosa, romana)	Abobrinha
Repolho (liso, roxo)	Palmito
Agrião	Cenoura
Rúcula	Chuchu
Couve manteiga	Abóbora
Acelga	Vagem
Radicchio	Couve-flor
Endívia	Brócolis
Escarola	Ervilha-torta
Espinafre	Aspargos
Chicória	Berinjela
Almeirão	Tomate
	Rabanete

TABELA DE PROTEÍNAS, SENDO UMA ANIMAL E UMA VEGETAL:

Animal	Vegetal
Carne vermelha magra	Feijão (carioca, preto, branco, fradinho)
Frango (sem pele)	Lentilha
Peixe	Ervilha
Ovo	Grão-de-bico
Queijo magro	Soja ou Tofu

TABELA DE CARBOIDRATOS:

Cereais	Raízes e Tubérculos	Outros
Arroz integral	Batata	Pães de fermentação
Quinua	Mandioca	Torradas/croutons
Couscous marroquino	Mandioquinha	Massas
Trigo em grão	Inhame	Panqueca integral
Cevadinha	Cará	Quiche integral
Milho		Pizza integral

TABELA DE FRUTAS:

Abacate	Figo	Maracujá
Abacaxi	Fruta do conde	Melancia
Acerola	Jabuticaba	Melão
Ameixa	Laranja	Morango
Banana	Lichia	Nectarina
Caju	Limão	Pêra
Carambola	Maçã	Pêssego
Cereja	Mamão	Tangerina
Damasco	Manga	Uva

PLANEJAMENTO DO CARDÁPIO SEMANAL

	Segunda-feira	Terça-feira	Quarta-feira	Quinta-feira	Sexta-feira
Salada (Verdura + Legume)	Repolho roxo	Rúcula	Agrião	Escarola	Alface
	Abóbora assada	Brócolis no vapor	Rabanete	Aspargos	Vinagrete de pimentões
Carboidrato	Arroz integral com espinafre	Couscous marroquino com legumes	Arroz integral com cenoura ralada	Macarrão integral	Pão de fermentação natural
Proteína vegetal	Grão de bico (à vácuo) na salada	Ervilha fresca (congelada)	Feijão	Feijão branco (à vácuo) na salada	Hommus de beterraba
Proteína animal	Quibe assado recheado com queijo	Salmão assado com Antepasto de legumes	Cubos de frango com cogumelos à moda oriental	Molho à bolonhesa (molho de tomate com carne moída)	Frango cozido e desfiado
Verduras ou legumes cozidos ou refogados	Antepasto de legumes		Purê de abóbora	Berinjela grelhada com vinagrete de pimentões	Picles de pepino
Fruta (sobremesa)	Melão	Mexerica	Banana com canela	Abacaxi grelhado	Laranja

16. COZINHAR EM LOTE

Participação especial da Nutricionista Juliana Aiko Watanabe Tanaka

Trata-se de um modo de cozinhar em grandes quantidades. É uma excelente estratégia para ganhar tempo na cozinha e ter sempre comida caseira em suas refeições. Além disso, proporcionam marmitas saudáveis para a semana, lanches práticos, refeições rápidas e nutritivas, e salvam qualquer pessoa que chega em casa tarde, cansada e com muita fome.

Na prática, é só aumentar a quantidade dos alimentos que você já está habituado a preparar e depois armazená-los no freezer ou na geladeira (dependendo do tipo de alimento). Por exemplo: ao invés de preparar 500g de feijão, fazendo todo o processo de seleção, molho e cozimento na panela de pressão, já vale a pena cozinhar 1kg. O tempo gasto a mais é mínimo para preparar o dobro da quantidade. Dessa maneira, você terá feijão cozido e caseiro para as próximas semanas e poderá aproveitar o tempo para cozinhar outra receita ou até mesmo fazer outras atividades da sua rotina diária.

A melhor forma de fazer esse planejamento é cozinhar os alimentos mais demorados nos finais de semana ou no dia que se propor a cozinhar mais, pois assim você já terá esses produtos prontos para os dias mais corridos da semana.

Os alimentos preparados em grandes quantidades podem ser congelados ou refrigerados para serem reaproveitados em outras refeições ou no preparo de novas receitas.

No início, o maior desafio é o planejamento. Aos poucos, essa prática se tornará um novo hábito, pois será perceptível o ganho de tempo que você terá na cozinha.

Na tabela a seguir, apresento um exemplo da prática de cozinhar em lote e do aproveitamento integral dos alimentos.

Feijão	• Sopa de feijão; • Tutu de feijão; • Feijão com caldo (tradicional da culinária brasileira).
Frango assado	• Frango desfiado; • Como recheio de tortas, panquecas, quiches e terrines; • Patê de frango.
Arroz integral	• Arroz de forno; • Bolinho de arroz com espinafre; • Na sopa: canja de galinha.
Legumes variados	Ervilha
Grão-de-bico	Grão-de-bico
Couscous marroquino	Soja ou Tofu

Parece complicado e trabalhoso no início, mas pode ter certeza que você irá agradecer sua força de vontade de ter cozinhado, em um único dia, o que irá utilizar durante a semana. A sensação de leveza, comodidade e saúde é indescritível!

17. RECEITAS

Participação especial da Nutricionista Juliana Aiko Watanabe Tanaka

É claro que o nome desse capítulo não foi escolhido à toa. É hora de colocar as "panelas no fogão" com receitas deliciosas, práticas e super nutritivas. Na jornada que nos trouxe até aqui foram tantos aprendizados, desafios e vivências que não faria sentido terminar este livro sem degustar um novo prato.

1. Pão de "beijo"

2 xícaras (chá) bem cheias de batata doce (cerca de 300g)
1 ½ xícara (chá) de polvilho doce (aproximadamente 200g)
¼ de xícara (chá) de azeite de oliva
1 colher (sopa) de orégano
1 colher (chá) de sal
¼ de xícara (chá) de água
1 colher (café) de spirulina em pó ou cúrcuma em pó (opcional)
2 colheres (sopa) de chia

Modo de preparo: Em uma panela com água fervente, coloque a batata doce picada e deixe cozinhar até ficar macia (espete um garfo e ele deve atravessar com facilidade). Escorra bem e em seguida amasse-a ainda quente com um garfo, até obter um purê uniforme. Reserve. Pré-aqueça o forno a 200° C. Em uma vasilha, coloque o polvilho doce, o azeite de oliva, o orégano, o sal e o purê. Mexa levemente. Adicione a água e misture novamente, até obter uma massa uniforme. Acrescente a spirulina ou a cúrcuma para "tingir" a massa. Modele bolinhas de tamanho médio, e coloque em uma assadeira antiaderente. Polvilhe com a chia. Leve para assar por cerca de 30 minutos ou até os pãezinhos ficarem completamente assados e dourados.

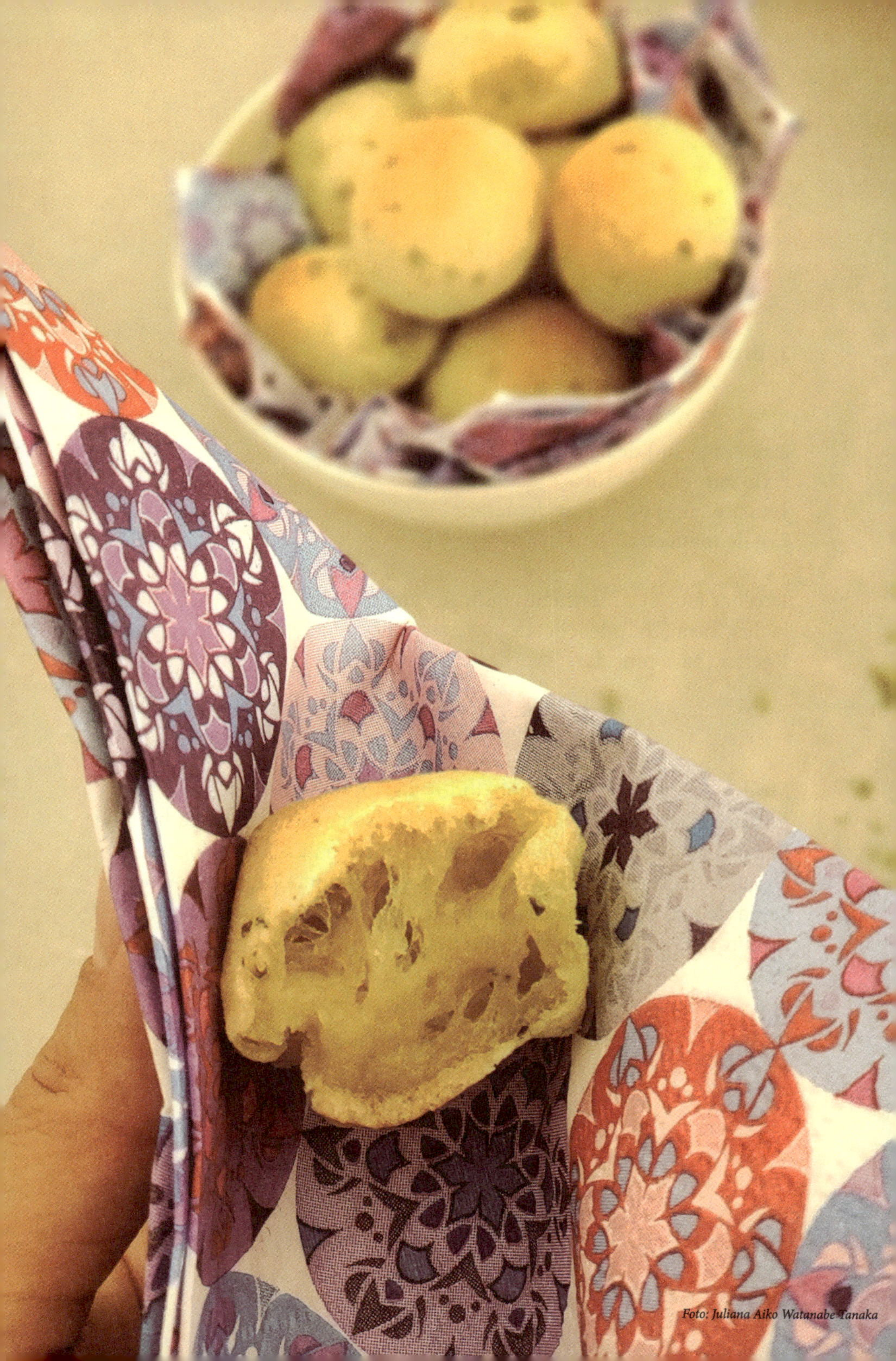

Foto: Juliana Aiko Watanabe Tanaka

2. Broa de milho

2 xícaras (chá) de farinha de aveia
2 xícaras (chá) de fubá
1 xícara (chá) de açúcar demerara
75g de manteiga
1 ovo
1 colher (sopa) de fermento químico em pó
⅓ de xícara (chá) de leite, de sua preferência
1 gema (para pincelar)

Modo de preparo: Coloque todos os ingredientes em um bowl e misture manualmente até obter uma massa consistente. Faça bolinhas de aproximadamente 20g e coloque-as em uma assadeira forrada com papel antiaderente ou untada com uma distância de 5 cm. Pincele a gema de ovo e leve ao forno médio (180° C), por aproximadamente 20 minutos ou até que as broas fiquem douradas.

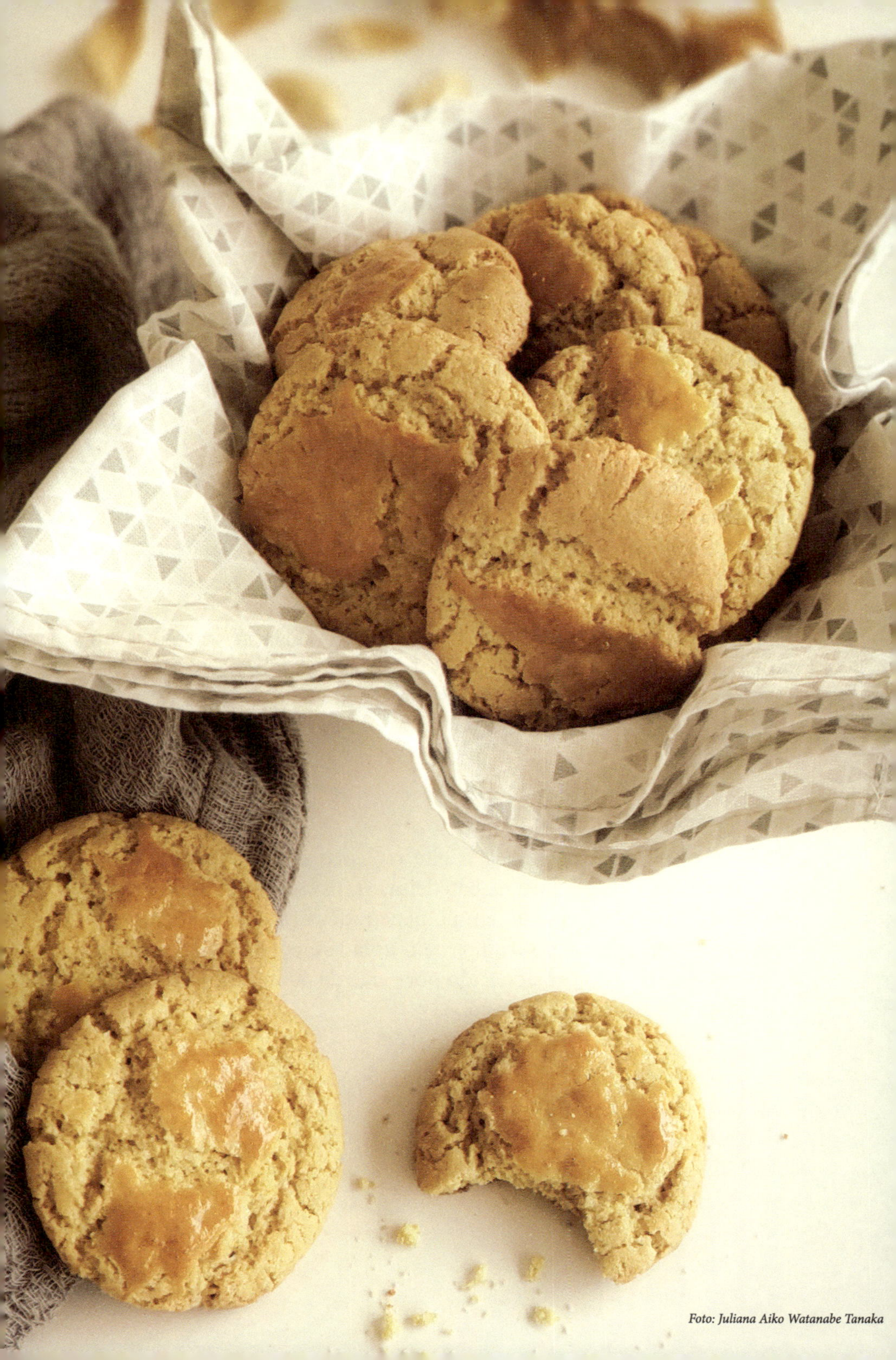

Foto: Juliana Aiko Watanabe Tanaka

3. Bolo de cacau

4 ovos
1 xícara (chá) de leite de coco ou qualquer outro leite
½ xícara (chá) de óleo vegetal, da sua preferência
1 ½ xícara (chá) de açúcar mascavo ou adoçante Stevia para forno e fogão
1 xícara (chá) de farelo de aveia
1 xícara (chá) de farinha de castanha de caju (bata as castanhas no processador)
3 colheres (sopa) de cacau em pó
1 colher (sopa) de fermento em pó

Modo de preparo: Bata os ovos, o leite, o óleo, o adoçante, as farinhas e o cacau no liquidificador ou na batedeira. Transfira essa mistura a uma vasilha e adicione o fermento em pó peneirado. Coloque a mistura em uma forma redonda com furo no meio untada e enfarinhada. Leve ao forno médio (180° C) pré-aquecido por cerca de 30 minutos ou até que colocando um palito ele saia seco.

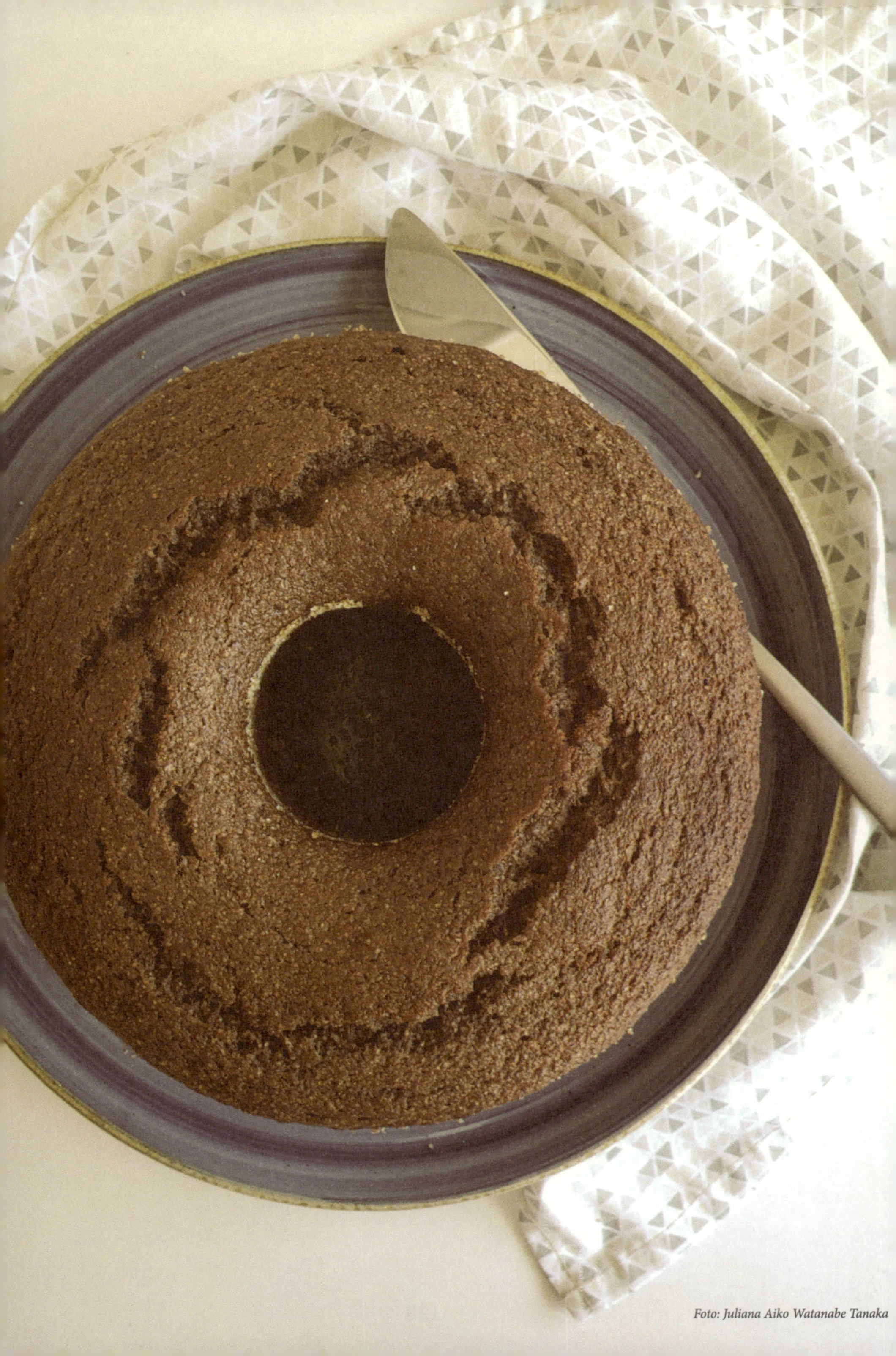

Foto: Juliana Aiko Watanabe Tanaka

4. Mil-folhas de batata-doce com frango desfiado e creme de castanhas

1 xícara (chá) de castanha de caju sem sal
1 xícara (chá) de água filtrada
2 colheres (sopa) de Nutritional yeast (opcional)
½ cebola picada
1 dente de alho picado
2 colheres (sopa) de óleo vegetal
500g de peito de frango cozido e desfiado
400g de batata-doce fatiada
300g de queijo mussarela de búfala fatiada
Sal e noz-moscada a gosto
Cebolinha picada a gosto

Modo de preparo: Deixe a castanha de caju de molho, por pelo menos 8h. Escorra a água e bata bem no liquidificador ou no mixer com 1 xícara (chá) de água filtrada até ficar homogêneo. Caso queira um molho mais líquido, acrescente mais água. Se preferir, pode adicionar um pouco de Nutritional Yeast. Reserve. Em uma panela, refogue o alho e a cebola no óleo vegetal. Adicione o frango desfiado. Refogue um pouco. Adicione o molho de castanhas. Mexa sempre, até engrossar um pouco. Tempere com sal e noz-moscada a gosto. Finalize com cebolinha picada. Rale a batata-doce no ralador ou mandolim. Distribua as fatias em uma assadeira e tempere com sal, pimenta e um pouco de azeite de oliva. Asse em forno médio (180° C) por aproximadamente 20 min ou até que estejam douradas. Montagem: intercale camadas de batata-doce assada, frango desfiado com molho de castanha, queijo mussarela de búfala, repita as camadas até finalizar os ingredientes. A última camada dever ser de queijo. Leve ao forno médio (180° C) para gratinar por aproximadamente 20 minutos.

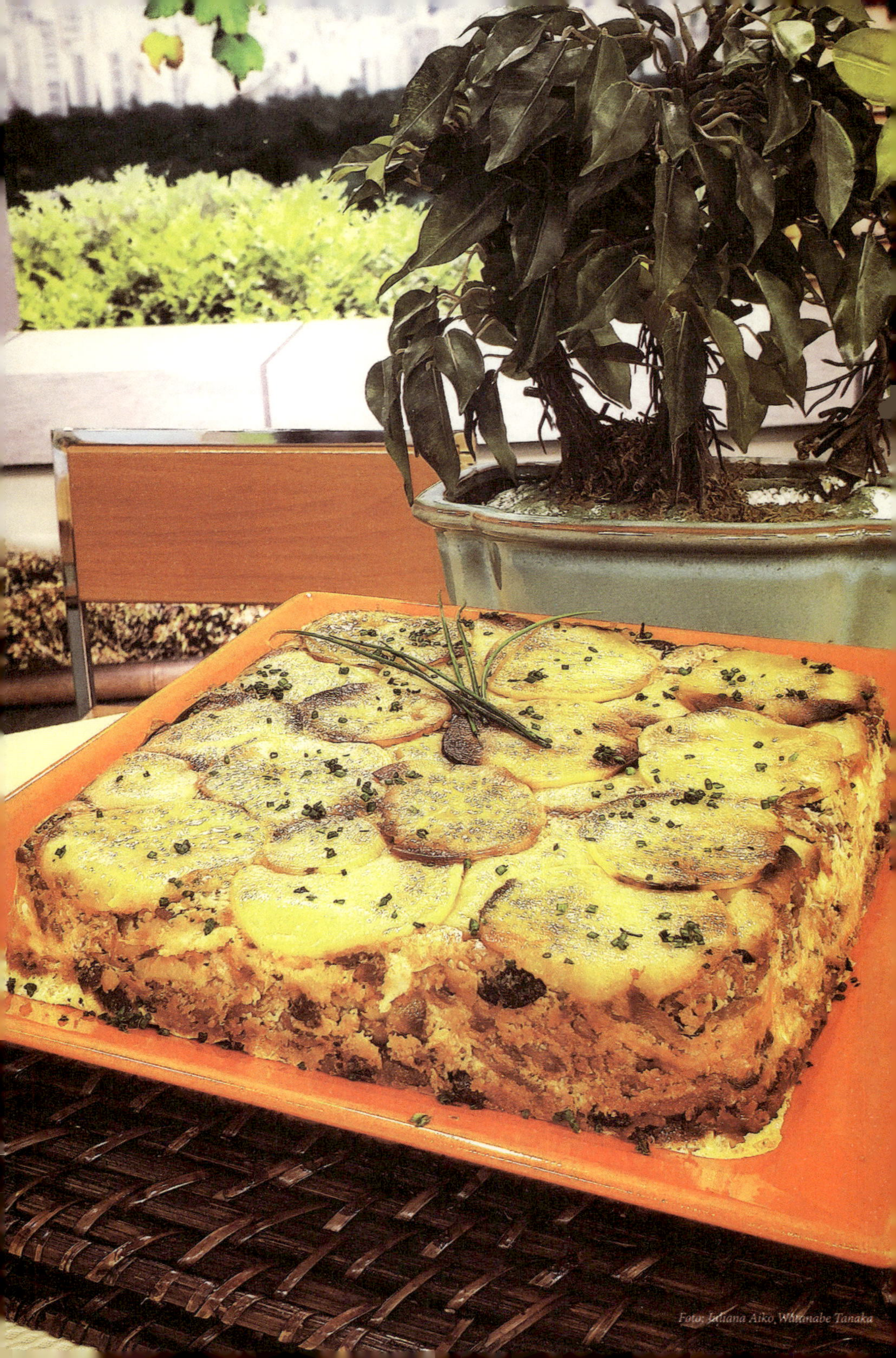
Foto: Juliana Aiko Watanabe Tanaka

5. Lasanha de vegetais com carne moída ou proteína de soja

1 berinjela média fatiada
1 abobrinha italiana fatiada
1 colher (chá) de azeite de oliva
300g de queijo mussarela
Molho de tomate:
1 colher (chá) de azeite de oliva
1 cebola picada
2 dentes de alho picados
3 latas de tomate pelado
500g de carne moída magra ou 2 xícaras (chá) de proteína de soja texturizada hidratadas
1 cenoura ralada
Sal a gosto
Manjericão a gosto

Modo de preparo: Grelhe as fatias de berinjela e de abobrinha em uma frigideira antiaderente. Reserve. Para o molho de tomate, refogue a cebola e o alho no azeite em uma panela funda. Acrescente a carne moída ou a proteína de soja texturizada hidratada e refogue um pouco. Adicione a cenoura ralada. Junte o restante dos ingredientes e deixe cozinhar em fogo baixo até apurar bem. Retire aos poucos, a espuma que formar do molho de tomate. Tempere com sal a gosto. Adicione o manjericão. Reserve. Montagem: Em uma travessa, intercale camadas de molho de tomate, abobrinha/berinjela e queijo. Leve ao forno médio (180° C), preaquecido, por cerca de 30 minutos. Retire e sirva quente.

Dica: você pode substituir a carne moída por frango desfiado ou proteína de soja texturizada ou lentilha ou tofu defumado.

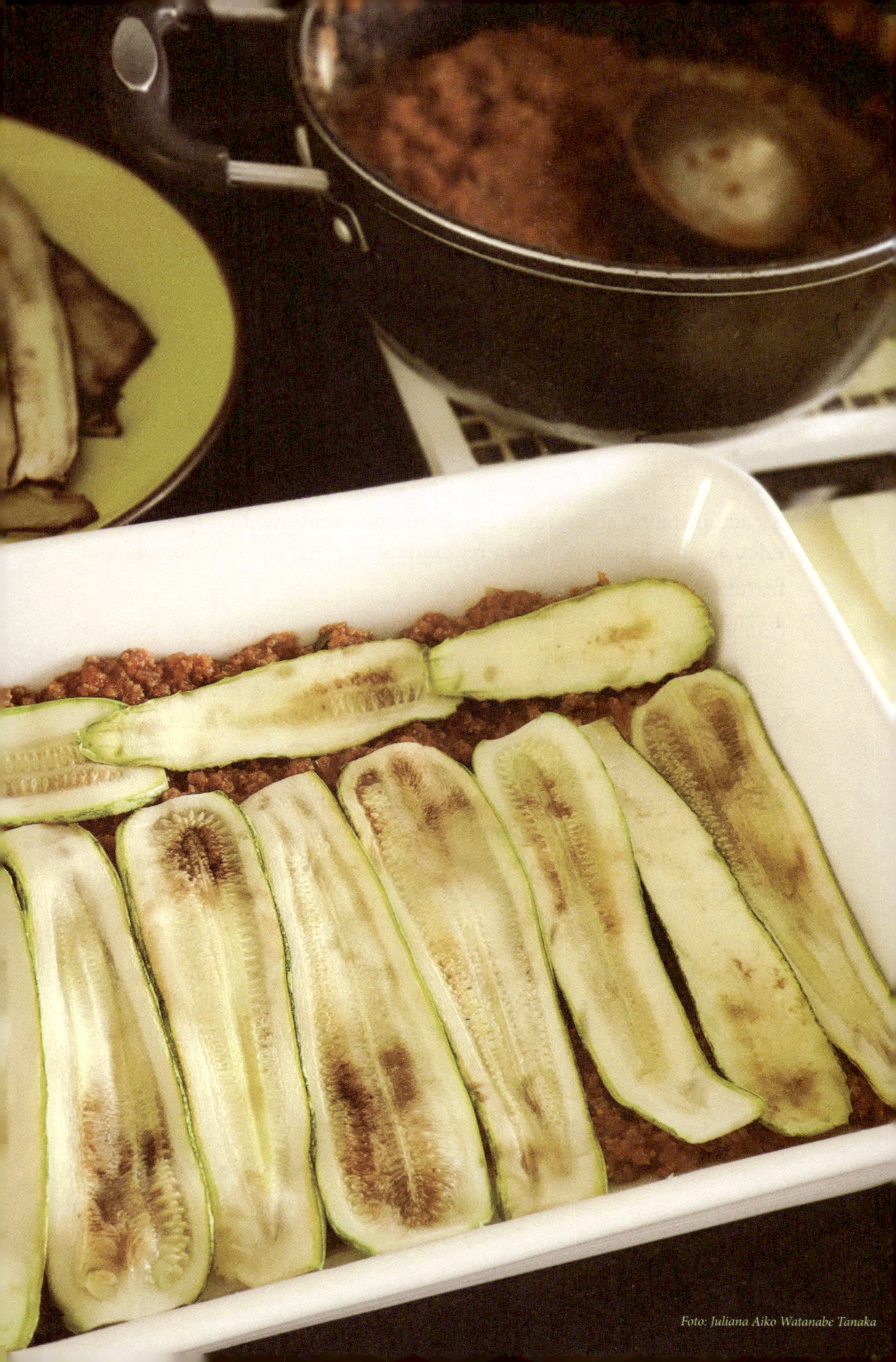

Foto: Juliana Aiko Watanabe Tanaka

CONSIDERAÇÕES FINAIS

A cada instante, ao escrever este livro, meu sentimento é de que tudo valeu a pena. Eu não seria tão realizada se não tivesse passado pelo que passei.

Compartilhar histórias, vivências, tropeços e experiências que possam encurtar o caminho de vocês rumo a uma vida mais saudável, tem um único propósito: SER. Ser uma pessoa melhor a cada dia, ser especial para alguém e, acima de tudo, trazer sentido à nossa existência.

Nunca imaginei fazer o que estou fazendo, mas quem sabe o que o destino nos reserva? Ninguém! Ou quase ninguém! Acredito na força maior do Universo. É por ele que vivemos, para ele e por meio dele que nos tornamos seres cada dia melhores.

Não se frustre e nem julgue o que acontece na sua vida. Tenha apenas gratidão! Olhe o que de bom isso está lhe proporcionando. Se bater o desespero ou pensar em desistir nos tropeços da vida, apenas pare!

Pense que tudo isso irá passar e que outras pessoas podem estar em situações muito piores. Você, aconteça o que acontecer, pode ser a inspiração e a motivação que falta para muitos ao seu redor.

Dê o melhor de si, seja otimista e lute pelo seu espaço. Em especial, pela sua SAÚDE. O meu novo olhar, significado de mundo e existência veio pela dor, pela doença.

O sabor foi amargo, mas o novo semear está sendo doce e gratificante. Uma nova vida, um novo olhar, um novo sabor para os meus dias. O meu despertar foi através da alimentação, da nutrição e por meio da cozinha. Descubra o seu gatilho, o seu despertar para iniciar um estilo de vida saudável, ou quem sabe melhorar a sua vida de uma vez por todas.

Lembre-se: basta QUERER e não PRECISAR!

www.editorainverso.com.br

facebook.com/editorainverso

@editorainverso

(+55 41) 3254-1616 e 3538-8001

(+55 41) 99798-7623